Partnerschaftliches Verhältnis zwischen den niedergelassenen Ärzten und ICI-Pharma/Rhein-Pharma beinhaltet für uns, Erfahrungen aus unserem Unternehmen, die auch in der ärztlichen Praxis anwendbar sind, an Sie weiterzugeben.

Die Entwicklungsanstöße, die Roman Antonoff unserem Unternehmen auf dem Weg zur Corporate Identity gegeben hat, brachten uns dazu, Ihnen seine Ideen und Anregungen zum „Unternehmen Arzt-Praxis" in diesem Buch zu vermitteln.

Angepaßt an die Situation der ärztlichen Praxis dient „Praxis-CI" der besseren Betreuung und Begleitung Ihrer Patienten.

Für jegliche Hinweise und Anmerkungen zur Weiterentwicklung der „Praxis CI" danken der Autor und ICI-Pharma schon heute.

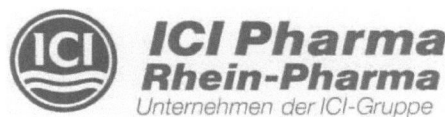

Roman Antonoff

PRAXIS_CI

Identität und Image
der Arztpraxis,
dargestellt durch
ihre Kultur, Kommunikation
und Gestalt

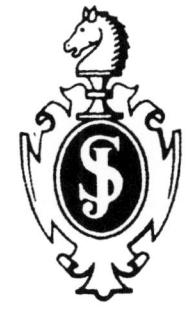

Springer-Verlag

ISBN-13:978-3-642-83450-9   e-ISBN-13:978-3-642-83449-3
DOI: 10.1007/978-3-642-83449-3

CIP-Titelaufnahme der Deutschen Bibliothek

Antonoff, Roman:
Praxis-CI: Identität u. Image d. Arztpraxis, dargest. durch ihre
Kultur, Kommunikation u. Gestalt / Roman Antonoff. –
2. Aufl. – Berlin ; Heidelberg ; New York ; London ; Paris ;
Tokyo : Springer, 1988

Dieses Werk ist urheberrechtlich geschützt. Die dadurch begründeten Rechte, insbesondere die der Übersetzung, des Nachdrucks, des Vortrags, der Entnahme von Abbildungen und Tabellen, der Funksendung, der Mikroverfilmung oder der Vervielfältigung auf anderen Wegen und der Speicherung in Datenverarbeitungsanlagen, bleiben, auch bei nur auszugsweiser Verwertung, vorbehalten. Eine Vervielfältigung dieses Werkes oder von Teilen dieses Werkes ist auch im Einzelfall nur in den Grenzen der gesetzlichen Bestimmungen des Urheberrechtsgesetzes der Bundesrepublik Deutschland vom 9. September 1965 in der Fassung vom 24. Juni 1985 zulässig. Sie ist grundsätzlich vergütungspflichtig. Zuwiderhandlungen unterliegen den Strafbestimmungen des Urheberrechtsgesetzes.

© Springer-Verlag Berlin Heidelberg 1988
Softcover reprint of the hardcover 2nd edition 1988

Die Wiedergabe von Gebrauchsnamen, Handelsnamen, Warenbezeichnungen usw. in diesem Werk berechtigt auch ohne besondere Kennzeichnung nicht zu der Annahme, daß solche Namen im Sinne der Warenzeichen- und Markenschutz-Gesetzgebung als frei zu betrachten wären und daher von jedermann benutzt werden dürften.

Produkthaftung: Für Angaben über Dosierungsanweisungen und Applikationsformen kann vom Verlag keine Gewähr übernommen werden. Derartige Angaben müssen vom jeweiligen Anwender im Einzelfall anhand anderer Literaturstellen auf ihre Richtigkeit überprüft werden.

Buchb. Verarbeitung: J. Schäffer GmbH, 6718 Grünstadt 1
2127/3140/54321

Inhalt

Zur Einstimmung	Seite 6
1. ABSCHNITT Einführung in die Corporate Identity der Arztpraxis	Seite 10
2. ABSCHNITT Die Kommunikation des niedergelassenen Arztes	Seite 13
3. ABSCHNITT Farbe ist die Nr. 1 der CI-Gestaltung	Seite 28
4. ABSCHNITT Von der Dringlichkeit des Charmes	Seite 40
5. ABSCHNITT Die „Praxispartitur"	Seite 48
6. ABSCHNITT Praxis – Tournee	Seite 54
Literatur	Seite 100
Zum Design der medizinischen Technik	Seite 101
Nachwort	Seite 110

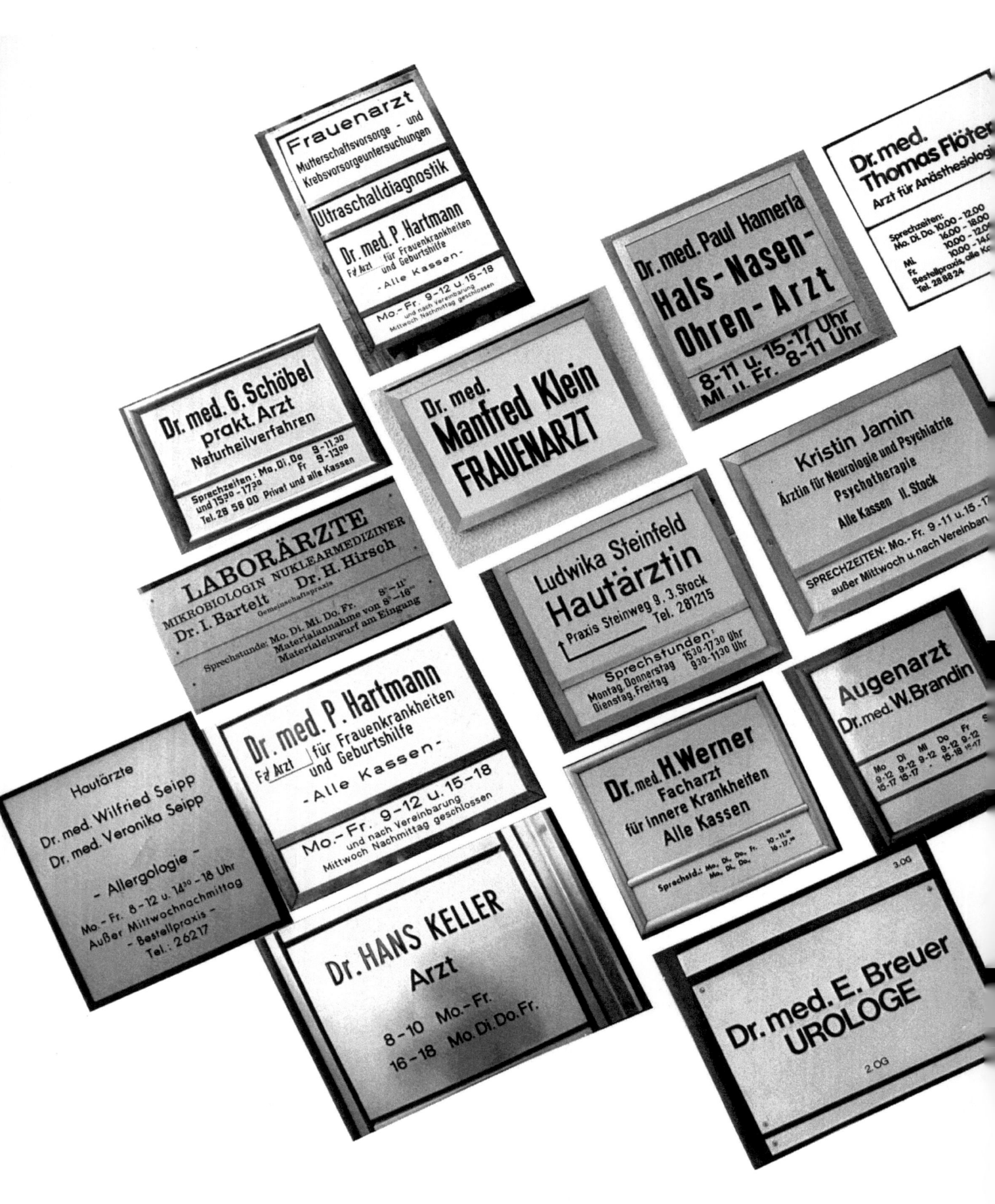

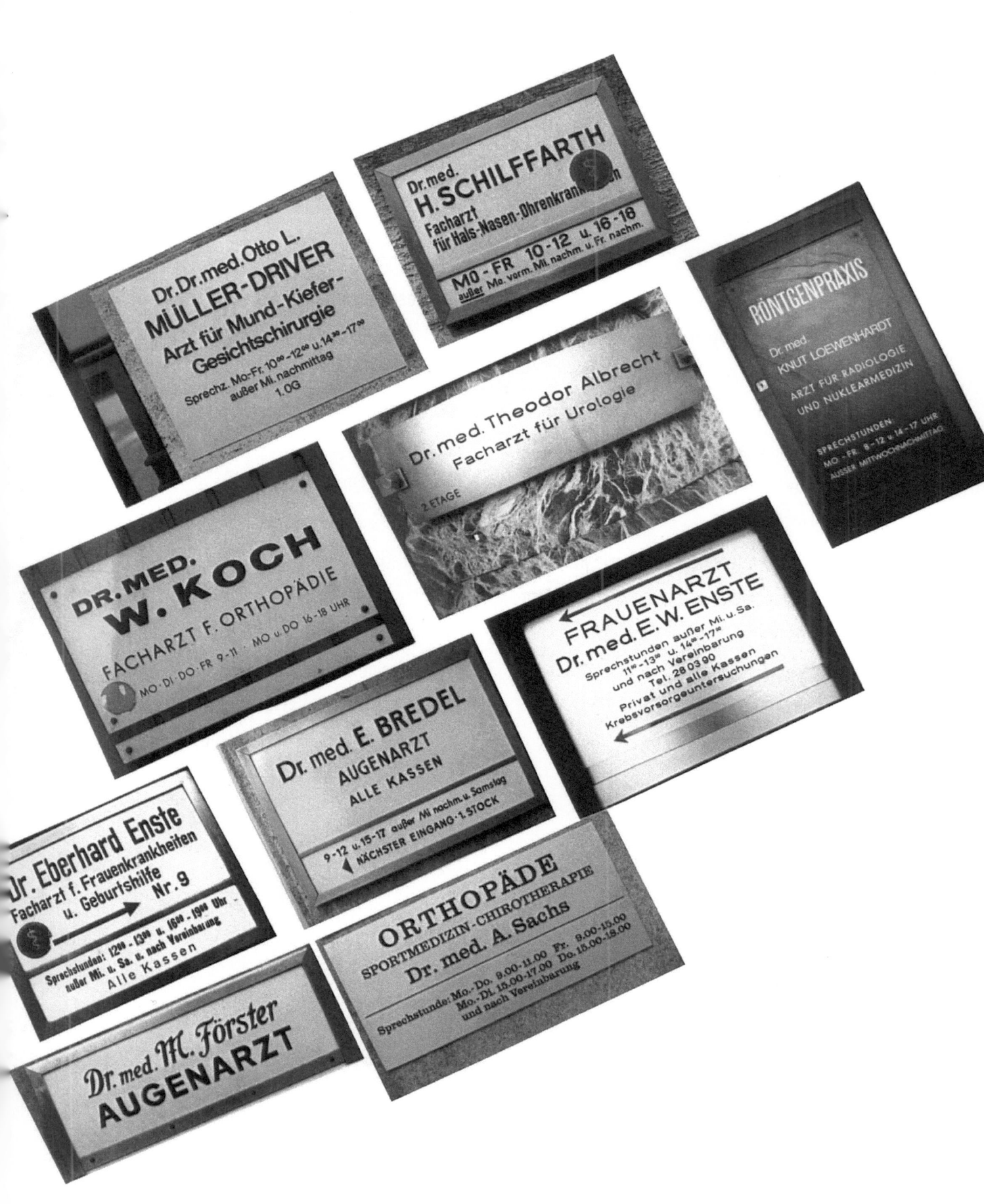

PRAXIS.CI

Anstelle eines Vorworts

Praxisschilder sind die Ausrufezeichen hinter den Slogans der Ärzte.

Sie sind, so wie auch die typographischen Symbole, im Stillen aktiv.

Ausrufezeichen, die lautlos in den Markt hineinrufen.

Die Slogans der Ärzte sind so kurz wie in keiner anderen Wirtschaftsbranche. Sie enthalten nur den Namen der Firma und des Angebots in seiner zeitlichen Verfügbarkeit.

Und dennoch signalisieren sie mehr, als die Standesorganisation der Ärzte erlauben will:
- Hoffnung,
- Versprechen,
- Bestätigung,
- Zuwendung,
- Qualitätszusage,
- Gesprächsbereitschaft,
- Einladung zum Kommen.

Die kleinen Schilder geben auf ihren 30 x 40 Zentimetern eine ganze Literatur zu lesen.

Der gesamte Rahmen und die genormte Form führen dennoch nicht zur Uniform.

Jedes Schild strahlt Einmaligkeit, Persönlichkeit, Charakter aus.

Auch wenn sich die Mittel der Schildermacher gleichen, die Schilder gleichen sich deswegen nicht.

Überall sorgt der Name des Arztes für Individualität.

Die Schilder der Arztpraxen sind optische Signale dafür, daß selbst in bürokratischen, normbesessenen Gesellschaften die Einmaligkeit jedes Menschen sich Ausdruckswege sucht und sie auch findet.

Und selbst wenn Schriftart und Farbton der Praxisschilder auch noch genormt werden müßten, ihren Namen kann man den Ärzten nicht nehmen.

Und so ist es der Name, der die Identität am zuverlässigsten transportiert und an dem man die Praxis zuerst identifiziert.

Identifizierung und Identifikation sind Zwillingsschwestern, doch die Identifizierung kommt immer etwas früher auf die Welt.

Patienten sollen sich mit ihrem Arzt im Prozeß ihrer Heilung identifizieren.

Praxisschilder lesen, das kann für einen Kranken schon Beginn seiner Heilung sein.

Praxisschilder machen Häuser nicht zu Krankenhäusern.

PRAXIS-CI

1. ABSCHNITT

Einführung in die Corporate Identity der Arztpraxis

Corporate Identity (CI) ist die Methodenlehre von der Planung, Gestaltung und Entwicklung der Identität eines Unternehmens. In der Praxis wird sie bestimmt durch ihre Kultur, Kommunikation und Gestaltung.

Alle Unternehmen brauchen, um erfolgreich zu sein, eine möglichst optimale CI.

Die Arztpraxis ganz besonders, weil sie keine Werbung oder Öffentlichkeitsarbeit machen darf, im Gegensatz zu praktisch allen anderen Körperschaften in Wirtschaft und Gesellschaft. Damit ist die erste wichtige Feststellung getroffen:

> **Corporate Identity ist keine Werbung, doch kann sie Werbung wirkungsvoll ersetzen.**

Für die Arztpraxis ist dies von erheblicher Bedeutung.

Neue Zeiten und Probleme lassen auch neue Begriffe entstehen. Und so ist auch „Praxis-CI" eine Wortschöpfung, die aus einer neuen Problematik entstand. Das Schlagwort „Ärzteschwemme" trifft den Kern. Einige weitere Begriffe seien noch zusätzlich genannt: „Der Arzt als Unternehmer", „Die Praxis als Arbeitgeber", „Arzt-Patienten-Kommunikation", „Werbeverbot".

„Praxis-CI" ist der unverwechselbare Stil, mit dem sich die Praxis präsentiert – vor ihren Patienten, am Standort, vor Kollegen, Mitarbeitern oder Besuchern aus Industrie, Behörden, Banken.

Muß sich denn eine Praxis „präsentieren", braucht sie überhaupt einen eigenen Stil? Genügt es nicht, die ärztliche Leistung nach bestem Wissen und Gewissen zu erbringen, um Erfolg zu haben? Und vor allem: Ist es nicht die Persönlichkeit des Arztes selbst, die alles, aber auch alles prägt, was den Stil einer Praxis ausmacht?

Auf diese Fragen gibt es zwei Antworten: Aus der Sicht des Praxisinhabers „ja", aus der Sicht der Patienten „nein". Und die Patienten sind es ja, für die die Praxis-CI wichtig ist. Sie erleben die Praxis als komplexe Institution. Es ist ein Ort, an dem nicht nur „ihr Doktor residiert", sondern auch Patienten, die Helferinnen und mitunter noch der Partner-Arzt, wenn es eine Gemeinschaftspraxis ist, anzutreffen sind. Sie erleben die Praxis nicht allein durch medizinische Behandlungsweisen, sondern auch durch Farben, Licht, Düfte, Geräusche, Möbel. Selbst der Stuhl im Wartezimmer besitzt einen spezifischen Erlebniswert. Dann die Kleidung von Arzt und Helferinnen, die „Bekleidung der Wände durch Bilder", die Art, in der die Anmeldung abläuft, entgehen nicht dem sensibilisierten Auge des Patienten und führen zur beruhigenden Meinung „hier bin ich richtig" – oder eben auch nicht.

Nun sind das zwar keine neuen Erkenntnisse. Seit es Arztpraxen gibt, besteht auch eine Identität der Praxis. Was neu ist, das beruht auf der Erkenntnis, daß alle Faktoren, die die Wahrnehmung einer Arztpraxis beeinflussen, harmonisch aufeinander abgestimmt sein müssen, um optimal zu wirken. Nur dann nämlich entsteht beim Patienten das Gefühl von Geborgenheit, Sympathie – und nicht zuletzt das Vertrauen in die Kompetenz des Doktors.

Überlegungen über den Wert einer spezifischen und harmonischen Präsentation werden heutzutage in allen modernen Unternehmen angestellt. Es entstand eine eigene Disziplin, die ihrer amerikanischen Herkunft wegen "Corporate Identity" (CI) genannt wird.

CI-Experten nehmen sich überwiegend der Gestaltung kompletter Firmenstile an. Für Praxisinhaber hat es neben vielen weiteren Effekten vor allem deshalb Sinn, sich mit der Identitätsentwicklung ihrer Praxis zu beschäftigen, weil dies praktisch die einzige Werbemöglichkeit ist, die erlaubt ist.

Was geschieht bei einer planvollen Entwicklung der Praxis-Identität durch einen CI-Experten? Der erste Schritt gilt der genauen Definition, „wer man sein und wie man erscheinen will". Das Ergebnis dieser Selbstfindungsarbeit ist ein Zielkatalog.

Der zweite Schritt umfaßt die Übersetzung dieses Zielkataloges in Entwürfe nach dem Motto: „Genau so wollen wir aussehen, das soll das Erscheinungsbild unserer Praxis sein".

Der dritte Schritt ist die Umsetzung der Pläne in die Realität. Dies beinhaltet eine handwerklich-ästhetische Phase der Praxisausstattung mit Farbe, Material, Möbeln und Gerät. Und im letzten, vierten Schritt schließlich wird der Kommunikationsstil mit der geplanten Praxis-Identität „auf den Punkt gebracht". Mit anderen Worten: Man trainiert Sprech- und Verhaltensweisen im Umgang mit den Patienten. Daß neben dem Praxischef das gesamte Team in diese „Identitätsarbeit" einbezogen werden muß, um die Praxiskultur zu entwickeln, ist unerläßlich.

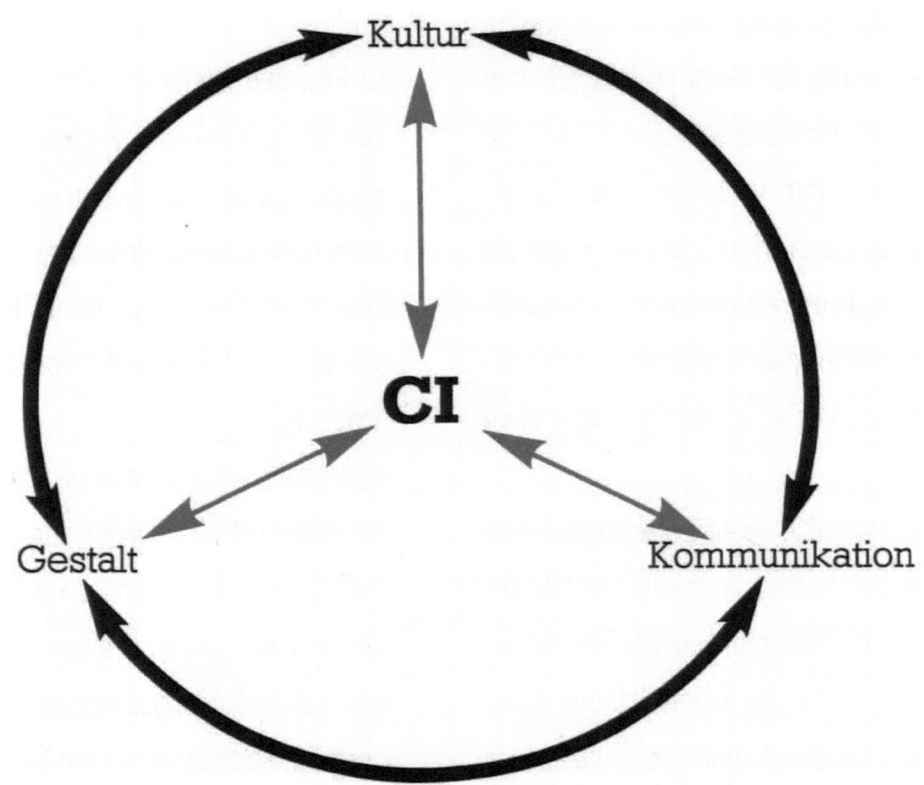

Die Corporate Identity (CI) der Praxis wird bestimmt durch ihre
- Kultur = Wertesystem, Verhaltensnormen, Riten, Sitten, Gebräuche
- Gestalt = Erscheinungsbild, Design, Ästhetik
- Kommunikation = Sprachstil, Nomenklatur, Namen, Kontaktweisen, Mitteilungen

2. ABSCHNITT

**Die Kommunikation
des niedergelassenen Arztes**

Zur unternehmerischen Entwicklung gehört die Information des Marktes durch den Unternehmer selbst. Der Unternehmer muß sagen, daß er da ist, warum er da ist, für wen er da ist und wieso er meint, daß er für seinen Markt nützlich ist. Der Unternehmer muß dies so sagen, wie es für ihn am besten und für den Markt am interessantesten ist. Mit dieser Botschaft soll das Unternehmen nicht nur Aufmerksamkeit erwecken, sondern allein schon durch die Art der Information einen Nutzen haben. Alle diese Bedingungen sind dem Arzt als Unternehmer nicht gegeben. Seine kommunikative Entfaltung wird von der Standesorganisation eingeschränkt.

Mit Ausnahme des Praxisschildes und der kleinen Anzeige in der Lokalzeitung („…vom Urlaub zurück") ist an eine Kommunikation durch die Medien nicht zu denken. Da hier eine Änderung in nächster Zeit nicht zu erwarten ist, sollte der Arzt seine ganze Aufmerksamkeit den medienfreien Kommunikationsweisen zuwenden. Und die sind so faszinierend und zudem vielfältig, daß eine ausführliche Betrachtung dieser Kommunikationschancen sehr ergiebig ist.

Reden wir jetzt also von Ihren Patienten als „Medien". Bitte sehen Sie die Aufgabe hier nicht betriebswirtschaftlich oder medizinisch, sondern allein von der kommunikativen Seite.

Jeder Ihrer Patienten kommt in der Familie, im Freundeskreis oder in der Firma ins Gespräch über das Kranksein, das Gesundwerden im allgemeinen und vielleicht auf sein eigenes Patientendasein im besonderen.

Auch „die Ärzte" oder „mein Doktor" gehören zum Thema. Wichtig für Sie ist, daß Ihre Praxis ins Gespräch, nicht aber ins Gerede kommt. Dies kann leicht aus Gründen geschehen, die mit der eigentlichen, der medizinischen Dienstleistung nichts zu tun haben. Da kann schon eine barsche Sprechstundenhilfe, ein mühevoller Aufstieg zur Praxis oder ein karges Sprechzimmer zu mancherlei Stirnrunzeln innerhalb der Gesprächsrunden führen. Das alles ist ja nichts Neues. Aber: Gegen Kritiker, die aus Prinzip und Gewohnheit kritisieren, kann der einzelne Arzt kaum etwas ausrichten. Von diesen üblichen, doch weitgehend unbeeinflußbaren Meinungsbildungsprozessen soll deswegen hier nicht mehr die Rede sein.

Interessant dagegen sind die von der Arztpraxis ausgehenden „konstruktiven Meinungsbildungsprozesse".

Was ist hierbei interessant?

Anstatt den Patientenstamm als eine große Menge Patienten zu sehen, verstehen wir ihn als Summe von potentiellen Patientengruppen.

Patienten-Gruppen

Das sind Bekanntschaften der Patienten einer Praxis, die durch ein gemeinsames Merkmal daran interessiert sind, miteinander in Verbindung zu kommen und zu bleiben.

Diese „gemeinsamen Merkmale" können die gleichen (chronischen) Leiden sein, die gleichen Lebensprobleme oder Ziele (Schlankwerden).

Das „zentrale gemeinsame Merkmal" ist dabei natürlich stets, daß sie alle denselben Arzt haben und dieselbe Praxis aufsuchen. Der Arzt ist dabei Initiator eines Gruppenbildungsprozesses innerhalb seiner Patientenschaft und seine Praxis ist das Zentrum.

Anstatt ausschließlich einzelne Patienten als Individuen und nur als Individuen zu begreifen, verstehen wir sie nun auch als potentielle Mitglieder einer Interessengemeinschaft, deren Organisationszentrale anfangs die Arztpraxis sein muß, die sich später jedoch auch eine eigene, selbständige Organisationsform geben kann. Es besteht keine Gefahr, daß damit die Attraktivität der Praxis sinkt, denn der Arzt ist und bleibt die kompetenteste Gründungsgestalt.

Was ist nun attraktiv an der Initiierung von „Patienten-Gruppen"?

- Sie sind lebendige, informelle Gemeinschaften, die wegen ihrer Synergiewirkung eine erhebliche Ausstrahlung auf die umgebende Bevölkerung haben.
- Das Büropersonal der Arztpraxis kann – ohne großen Aufwand – die Koordination dieser Gemeinschaften übernehmen.
- Es gibt eine Vielzahl von Problemgebieten für die Patientenschaft.
- Es kann gleichzeitig eine beliebige Vielzahl unterschiedlicher Patientengruppen entstehen, existieren und wieder vergehen.
- Dem Arzt wächst eine neue soziale Rolle als „Gesundheitsmoderator" seiner Patienten zu. Diese Rolle ist zwar mit Zeitaufwand verbunden, sie stellt aber eine phantastische Methode dar, um Bekanntheit, Sympathie und Vertrauen zu seiner Praxis zu vergrößern.

Da diese Patientengruppen von den öffentlichen Medien nicht abhängig sind, gibt es auch keine Konflikte wegen „verbotener Werbung".

Selbst wenn es zur Berührung mit größeren Kreisen der Öffentlichkeit käme, etwa durch Berichterstattung in der Lokalpresse, ist es, medientechnisch gesehen, stets die Patientengemeinschaft und nicht der Praxisinhaber, der die kritischen Blicke der Standesorganisation auf sich zieht. Der Praxisinhaber hat seiner Patientengruppe die Kommunikationsfunktion übertragen, und dennoch steht er, als Initiator und „Gründungsvater", nicht im Hintergrund.

Damit dies alles nicht nur schöne Theorie bleibt, möchte ich Ihnen nun ein konkretes Beispiel für die Gründung einer Patientengruppe geben.

PRAXIS.CI

Wie Dr. K. und seine Gattin die „Kinder-Kunstgalerie im Wartezimmer" gegründet haben

Nachdem in einem Wohnviertel die neuen Radfahrwege endlich fertig waren, und die Presse eine Lobeshymne auf die nun erreichte Sicherheit abgesetzt hatte, passierte etwas Unerwartetes. Es kam zwar nicht mehr zu Kollisionen zwischen Radfahrern und Autos, wohl aber begannen neue Konflikte zwischen Radfahrern und Fußgängern. Insbesondere Kinder verstanden es anfangs nicht, daß der abgegrenzte Streifen des bisherigen, breiten Bürgersteigs von nun an „Hoheitsgebiet der Radfahrer" sein sollte. Die Zahl der durch bravouröse Radfahrer verletzten Kinder wurde zu einem traurigen Kapitel des städtischen Verkehrs.

Dr. K. hatte als Hausarzt bald eine ganze Reihe kleiner Patienten, die mit Gehirnerschütterungen und sonstigen Blessuren seiner Aufmerksamkeit bedurften.

Beim Besuch eines daheim traurig daliegenden jungen Radfahrer-Opfers kam ihm die Idee, zur Belebung von Stimmung und Körper eine Aufgabe zu stellen: „Mal mir doch ein schönes Bild …"

Das Bild soll heißen: „Am ersten Tag, wenn ich wieder gesund bin". Mit diesem neuen Auftrag ging Dr. K. nun zu jedem seiner Radunfall-Patienten und bald kam ihm dann die zweite Idee: Man müßte die Bilder im Wartezimmer ausstellen.

Und die besten Werke sollten einen Preis kriegen. Drei Wochen später hingen im Wartezimmer der Praxis Dr. K. neun Bilder und daneben ein erklärender Text, wie es zu dieser Ausstellung kam.

Damit schien nun die Sache abgeschlossen und inzwischen waren die Radfahrer-Opfer ja auch schon alle wieder gesund. Eines Tages jedoch kam mit ihrer Mutter ein kleines Mädchen in die Praxis. Sie betrachtete die Bilder kritisch und verlangte dann, ebenfalls ein Bild zu malen und im Wartezimmer auszustellen.

Dr. K. versuchte die nun ebenfalls vom Ehrgeiz gepackte Mutter zu überzeugen, daß eben nur die Radfahrer-Opfer ausstellen sollten, und daß die Aktion einmalig und abgeschlossen sei. Aber, vielleicht lag es an der sichtbaren Enttäuschung von Mutter und Kind, vielleicht war es auch die Freude über die „soziale Resonanz" …

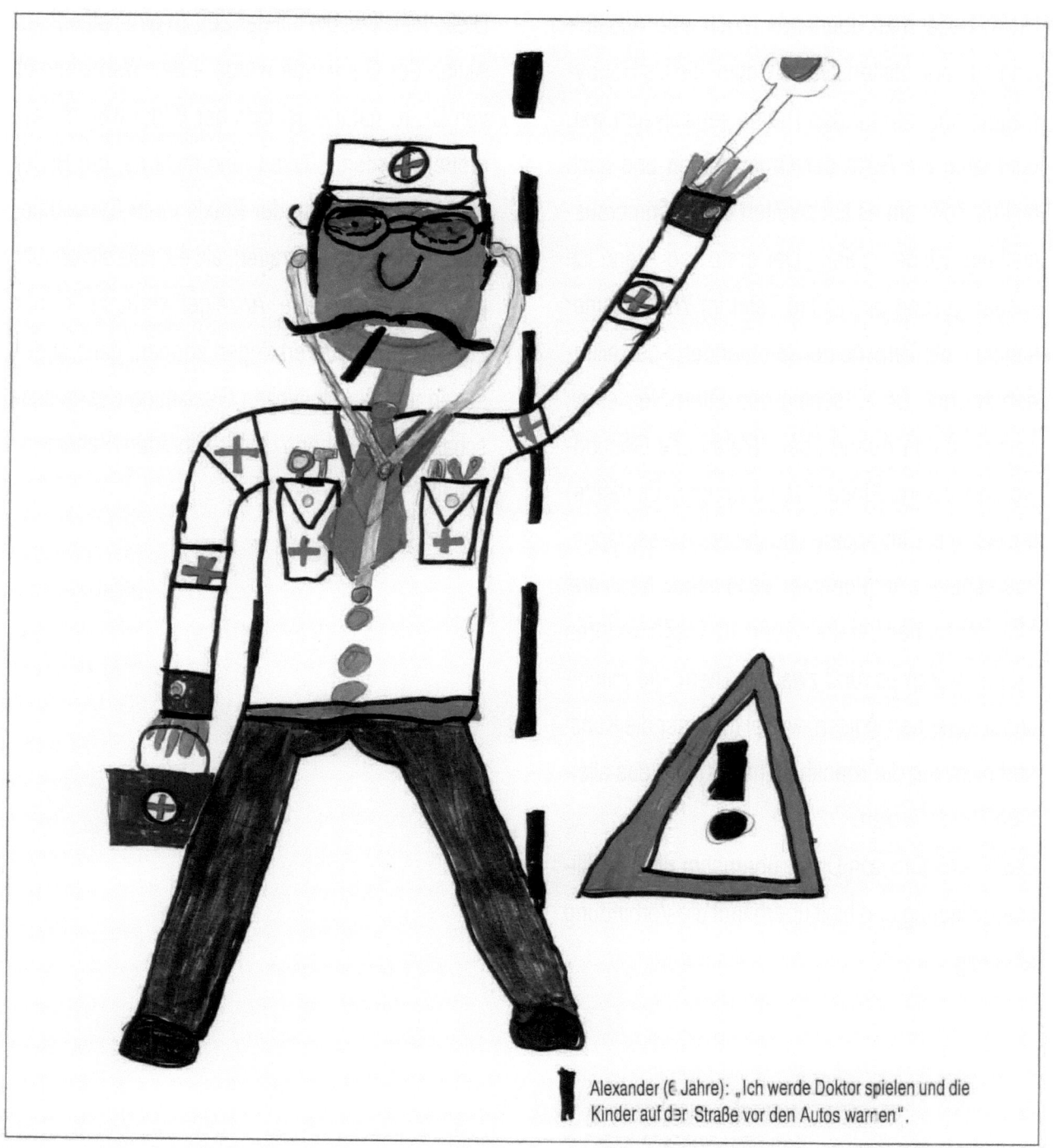

Alexander (6 Jahre): „Ich werde Doktor spielen und die Kinder auf der Straße vor den Autos warnen".

PRAXIS.CI

Dr. K. begann zu überlegen, noch eine Ausstellung zu veranstalten. Seine Gattin, die als Hobby-Malerin ohnehin für das Thema sensibilisiert war, übernahm die Rolle der Organisatorin und nach einiger Zeit kam es zur zweiten Wartezimmerausstellung: Kinder malen „Der erste Tag, wenn ich wieder gesund bin". Eine Tafel im Wartezimmer kündigte die Termine der kommenden Ausstellungen an, und Dr. K. schlug den Eltern vor, einen gemeinsamen Abend über „Malen und Gesundwerden unserer Kinder" zu verbringen. Es meldeten sich vier Elternpaare und der erste Gesprächsabend gelang angenehmer als erwartet. Nach drei Monaten kamen bereits sieben, und nach weiteren Treffen waren es rund zwanzig Eltern, die miteinander sprechen wollten, wobei nicht nur die Kunst und nicht nur die Krankheit ihrer Kinder das alleinige Thema waren.

Das Praxisbüro von Dr. K. übernahm die schriftliche Einladung und hielt überhaupt die Verbindung lebendig.

Diese Initiative, die mit der Zeit zu einer ständigen Aktion der Gemeinde wurde – das Wartezimmer von Dr. K. hätte eigentlich der Bilder wegen vergrößert werden müssen (und nicht nur der Bilder wegen!) – erbrachte der Praxis mehr Sympathie, Bekanntheit und Vertrauen, als es, falls sie erlaubt gewesen wäre, eine Anzeigenwerbung in der Lokalzeitung hätte erbringen können, ganz abgesehen von der sinnvollen Gestaltung des gesellschaftlichen Lebens innerhalb der Patientenschaft.

Medizin ist auch Kommunikation!

Kein zweiter Beruf ist mehr mit Kommunikation vertraut, mehr mit Kommunikation befaßt und mehr von Kommunikation abhängig als der Arztberuf. Alle „typischen Kommunikationsberufe", ob Journalisten oder Werbemanager, Künstler oder Kaufleute, sie alle sind im Vergleich zum praktizierenden Arzt um Lichtjahre entfernt vom wirklichen Wert der Kommunikation zwischen Mensch und Mensch. Anamnese, Diagnose, Therapie, der Blick des Arztes auf den Patienten, das Fühlen seiner Hände, sein Gespräch mit dem Patienten, ja selbst die physiologischen Effekte der verschriebenen Pharmaka und Behandlungen sind Urphänomene menschlicher Kommunikation!

Gute Kommunikation steht am Anfang einer glücklichen Heilung. Aber auch umgekehrt: Wo die Kommunikation zwischen Arzt und Patient krank ist, kann auch die Heilung nicht zufriedenstellend sein. Geläufige Tatsache ist, daß ein Körper erkrankt, wenn zuvor die Kommunikation des Menschen mit seiner sozialen Umwelt „krank" geworden war. Und so kommen in die Praxis Menschen, die an Körper und Seele leiden und vom Arzt für beides Heilung wollen. Vielleicht ist der Arzt für sie noch der einzige Mensch, der sich mit ihnen leibhaftig befaßt, im wahrsten Sinne des Wortes. Selbst wenn der Doktor nur wenige Minuten seinem Patienten widmen kann, daß er sich ihm und in dieser Zeit nur ihm alleine widmet, das ist das Ereignis! Das Rezept wird dann zum Zeugnis, daß da ein anderer Mensch von einem Kenntnis nahm, indem er sich seiner annahm, ihn untersuchte, zu ihm sprach, seinen Namen nannte und niederschrieb.

Die ärztliche Kommunikation hat einen hohen Stellenwert für die Identität der Arztpraxis. Der aktuelle, allgemeinbekannte Stand der medizinischen Wissenschaften, die Verfügbarkeit von Pharmapräparaten, die ökonomischen Begrenzungen von Behandlungsprozessen – das alles ist für alle Praxen gleich. Mit anderen Worten, damit kann sich keine Praxis gegenüber konkurrierenden Praxen profilieren, Einmaligkeit erzielen und einen praxisspezifischen Stil entwickeln. Doch die Art und Weise, wie die Praxis mit ihrer Umwelt

PRAXIS.CI

kommuniziert, wie der Arzt mit seinen Patienten umgeht und wie sein Umfeld sich darstellt, bringt CI-Werte von hoher Attraktivität.

Vom Stil der Kommunikation

In Gegenwart und Vergangenheit war „Stil der Praxis" gleichbedeutend mit dem Stil des Praxisinhabers. In Zukunft wird es nur zum Teil zu dieser Übereinstimmung kommen. Drei Gründe gibt es dafür:
1. Zunahme von Gemeinschaftspraxen bzw. Ärzte-Kooperationen
2. Höhere Qualifikation des Praxis-Personals
3. Neuere Kommunikationstechniken.

„Kommunikation der Praxis" wird also vom gesamten Praxisteam und von hochleistungsfähigen technischen Systemen geprägt. Das bedeutet, es wird komplizierter, einen einheitlichen, praxisspezifischen Kommunikationsstil zu entwickeln und durchzuhalten. Der Arzt bestimmt nicht mehr alleine durch seinen persönlichen Stil den Stil seiner gesamten Praxis.

Was bedeutet eigentlich „Kommunikationsstil der Praxis"? Es bedeutet, daß bestimmte Merkmale der Kommunikation
- für diese Praxis typisch sind,
- jederzeit empfunden werden,
- auf lange Sicht eingehalten werden,
- anders als in anderen Praxen sind.

Die sieben wichtigsten Merkmale sind:
1. Sprachstil des Praxisteams (auch Körpersprache!)
2. Die vom Praxisteam an Patienten und andere Kreise gegebenen Informationen.
3. Die Art und Weise, wie diese Informationen „verpackt" werden (z.B. Praxisschild).
4. Briefe an Patienten.
5. Das Kommunikationsnetz der Arztpraxis (mit wem man konstant in Verbindung steht).
6. Die Zeitstruktur (wann die Praxis ihre Informationen sendet, empfängt, verarbeitet).
7. Die symbolische Funktion der praxisspezifischen Farben (z.B. im Wartezimmer).

Alle diese sieben Merkmale kommen in allen Arztpraxen zwar vor, jedoch nur selten in gegenseitiger Abstimmung. Erst dann, wenn sie alle gemeinsame Merkmale aufweisen, kann man von einem praxisspezifischen Stil sprechen.

Beispiel: Arzt und Team präzisieren ihren Kommunikationsstil so:
„Wir wollen technisch möglichst schnell und rationell kommunizieren. Höchste Effizienz sind unsere stilprägenden Tugenden. Zeit ist unser kostbarstes Investitionsgut".

In der Realität sieht das dann so aus:
- Es kommen die modernsten und rationellsten Medien zur Anwendung, insbesondere Computer, Btx und Telematik.
- Das Kommunikationsnetz ist ausschließlich für aktuelle bzw. kurzfristige Aufgaben angelegt.
- Das Arzt-Patienten-Gespräch gewinnt an Ruhe und Ausführlichkeit.

Das sollte verboten werden ...

Ein Ärgernis in der Praxiskommunikation heißt „Wartezimmer". Wie ein Meinungsforschungsinstitut Anfang '86 bekanntgab, wartet jeder Patient durchschnittlich 27 Minuten, bevor er an der Reihe ist. Vor zehn Jahren betrug die durchschnittliche Wartezeit noch über 40 Minuten. Ob es an der Zunahme der Praxen oder an verbesserter Ablauforganisation liegt, die Verkürzung der Wartezeit ist für die Patienten erfreulich. Aber selbst 27 nutzlos und angstvoll verbrachte Minuten können zu Kommunikationskillern werden.

Entscheidend ist, daß die Zeit im Wartezimmer eine gute Zeit ist. Vieles hängt vom Lesestoff im Wartezimmer ab. Und wie es da mitunter aussieht, skizziert ein Leserbrief, den am 25. Januar '86 die „Ärztliche Praxis" veröffentlichte:
„Allenthalben wird über die Ruhelosigkeit und die Oberflächlichkeit unserer modernen Zeit geklagt. Aber hier im Wartezimmer könnte der Arzt, der Heiler, den ich als einen Volkserzieher erleben möchte, bereits den Menschen in erzwungener Ruhestellung des Wartens harmonisieren. Hier

böte sich für ihn die Gelegenheit, dem Patienten aufbauenden Lesestoff anzubieten, der ihn zur Ruhe kommen ließe, ihn abzöge von der täglichen Reizüberflutung, hier könnte er ihn bereits einstimmen auf das bevorstehende Arzt-Patienten-Gespräch.

Es gibt doch gute, allgemein verständliche, auch informative Lektüre.

Der Arzt sollte den Wartenden mit Schönheit und Harmonie umgeben, anstatt ihn auch hier dem Jahrmarkt der so häufig anzutreffenden Oberflächlichkeit und Gedankenlosigkeit auszuliefern. Vor der Türe eines Arztes sollte dem Halt geboten sein, wenn er glaubhaft wesenhaft wirken will. Wie sagte doch ein bewährter Mediziner? „Die Ouvertüre eines Arztes beginnt im Wartezimmer…"

Wer in der Arztpraxis wartet, der sollte anders warten als beim Friseur. Und das sollte sich unbedingt auch im Angebot des Lesestoffes ausdrücken!

Wichtige Empfehlung: Tilgen Sie das „Wartezimmer" aus ihrem Praxisvokabular.

Nennen Sie es „Lesezimmer". Verwandeln Sie die „Wartezeit" in Erlebniszeit. Kommunizieren Sie schon mit Ihren Patienten, während diese im Lesezimmer sind.

Der „Fahrstuhl-Effekt"

Menschen mögen es nicht, wenn man sie anstarrt. In Offiziers- und Studentenkreisen galt früher das Fixieren als Duellierungsgrund. Und in so manchen Wirtshäusern brach eine Schlägerei nur deswegen aus, weil der eine Bursch dem anderen direkt ins Gesicht geschaut hatte. Wir erleben zwar heute deswegen weder Duelle noch Prügeleien, doch wenn wir zum Beispiel in einem Fahrstuhl mit anderen Menschen zusammentreffen, dann ist es doch irgendwie so üblich, die Blicke nur nicht in das Gesicht eines Mitfahrers zu richten, sondern verlegen, gespielt-gelangweilt, unbeteiligt irgendwohin zu starren. Man tut so, als ob die anderen im Fahrstuhl nicht da wären und man erwartet es auch von den anderen, so zu tun, als ob man selber nicht im Fahrstuhl sei. Die Verlegenheit fremder Menschen im geschlossenen Raum bezeichne ich als den „Fahrstuhl-Effekt". Genau diesen Effekt beobachtet man auch in den meisten Wartezimmern. Üblich ist hier, die Stühle längs der Wände so aufzustellen, daß sich die Patienten eigentlich ansehen müssen. Man fühlt sich beobachtet, eingezwängt, seiner Individualität beraubt. Allein dadurch schon wird Warten zum peinlichen Erlebnis. Und um so krampfhafter versucht man, lesend aus seiner Umgebung wegzutauchen. Dies ist nicht nur ein weiteres Argument für attraktiveren Lesestoff im Wartezimmer, sondern auch Anregung, die Bestuhlung neu zu ordnen. Wenn es die Größe Ihres Wartezimmers zuläßt, lassen Sie doch kleine Sitzgruppen in unterschiedlichen Blickrichtungen aufstellen. Abgesehen vom so vermiedenen „Fahrstuhl-Effekt" erhält Ihr Wartezimmer einen optimistischen Akzent (siehe S. 14 „Patienten-Gruppen").

PRAXIS.CI

Ärger oder Freude

Sie haben es als Praxischef in der Hand, ob sich Ihre Patienten im Wartezimmer ärgern oder ob sie Freude empfinden. Wenn es Ihnen gelingt, die dort verbrachte Zeit nicht als „Wartezeit", sondern als „Erlebniszeit" zu gestalten, haben Sie viel für das Prestige Ihrer Praxis und das Wohlbefinden Ihrer Patienten erreicht. Dabei sollten Sie unbedingt anstreben, daß diese „Erlebniszeit" nicht irgendwie, sondern praxisspezifisch verläuft. Auch in Friseursalons wird ja durch Musik, Video und glanzvolle Journale die Zeit des Wartens verschönt. Das versuchen moderne Praxen ebenfalls. Doch, zwischen einer Arztpraxis und einem Friseursalon muß es Unterschiede geben, was die Qualität der Unterhaltung betrifft. Und, es muß auch Unterschiede in der Qualität der Kommunikation geben! Es geht ja nicht ausschließlich darum, den Patienten eine „schöne Zeit" zu vermitteln! Wichtiger für alle ist es, während dieser Zeit den persönlichen Kontakt zu knüpfen.

Briefe an Patienten

Die langwirkende Ansprache des Patienten geschieht über das geschriebene Wort.

Die gesprochene Rede verfliegt im Moment, man hört, was man hören will, und vergißt, was unangenehm klingt. Der Arzt meint, sich richtig auszudrücken, aber der Patient versteht es mitunter völlig anders, ja, er legt die Worte auf seine subjektive Waagschale, und dabei verwandelt sich ihr Sinn. Wirkungsvoller dagegen ist ein Brief, den der Arzt seinem Patienten schreibt und in dem er besser motivieren kann als im gestreßten Praxisgespräch!

Der Brief, der an den Patienten persönlich gerichtet ist, kann sensationelle Wirkungen haben. Er kann in der Familie und im Bekanntenkreis des Patienten ganze Kaskaden heilbringender Gedanken auslösen. Als Beispiel seien angeführt: Empfehlungen über gesundheitsbewußtes Leben, Glückwünsche, Hinweise auf gesundheitsspezifische Veranstaltungen usw. Spinnt man diese Idee einmal bis ins Extreme weiter, dann ist das fast so wie Samisdat-Schriften unterdrückter Schriftsteller, die gerade auch wegen ihrer konspirativen

Publikationsweise größte Aufmerksamkeit erzielen. Nicht jeder Arzt wird sich die Zeit nehmen, nicht jeder wird auch die literarische Form beherrschen, die ein Arztbrief haben sollte, wenn er wirken soll. Zur Anregung hier nur ein Beispiel: „Heilung kommt von innen, Briefe an Patienten" (1).

Amusement und Animation

Jean Carpentier schildert in seinen „Aufzeichnungen eines französischen Kassenarztes" (2) sehr unorthodoxe Methoden, mit denen er sein Wartezimmer zu einem Kommunikationsort – auch für Nichtpatienten – machte. Nicht nur die Veranstaltung von Malerei-Ausstellungen, sondern das Aushängen von Transparenten mit revolutionären Texten gehört zu seinem Repertoire. Es gab direkte Aufforderungen an die Patienten, auf Signaltafeln, die im Wartezimmer ausgehängt waren, eigene Texte, Losungen, Aufrufe (Hilferufe!) aufzuschreiben. Und es gab die Einladung zu informellen Treffen, ohne Praxisbetrieb. Und das war die Einladung dazu:

> **Samstagnachmittag, von 15 bis 17 Uhr, außer bei Notfällen keine Sprechstunden oder Hausbesuche: freie Diskussion über dies und jenes, Gott und die Welt, rheumatische und sonstige Beschwerden, das Huhn im Kochtopf, die Impfungen, das Auto, das Familienleben, die Kinder, die Angehörigen, die Sexualität und den heiligen Geist, den Butterpreis, das Verrücktsein (wer ist verrückt, und wer nicht?) Über Medikamente, Diättypen... kurz über alles was man will.**

Lesen

Über die heilende Wirkung des Lesens weiß man bei uns noch wenig. In den USA dagegen ist die bibliotherapeutische Arbeit zu hohem Ansehen gelangt. Nicht ohne Grund veröffentlichte „Die Neue Ärztliche" den programmatischen Beitrag „Sich mit geeigneter Lektüre gesund lesen?" Hier ein Auszug:

„Wie lange kann es sich unsere Medizin überhaupt noch leisten, einfach an einer Therapie vorüberzugehen, die ihr nachhaltig helfen könnte, endlich aus dem Odium des bloßen Reparaturbetriebs herauszukommen und Krankheiten auch durch Bewußtseins- und Einstellungsveränderungen wirksam zu bekämpfen?"

Für den Kommunikationsort „Wartezimmer" ist es nun wichtig, die Tendenz des Lesestoffangebotes zu optimieren. Daß dabei keine Konkurrenz zur Gesundheitsabteilung der städtischen Bibliothek entstehen kann, ist ohnehin ganz selbstverständlich. Daß man möglichst viele Patienten mit der im Wartezimmer angebotenen Literatur erreichen sollte, ebenso.

Wofür fast alle Patienten empfänglich sind, worunter fast alle leiden, ist die Frage nach dem Sinn ihrer Krankheit und somit auch nach dem Sinn ihres Lebens. Hierzu, zur Anregung nur, drei Autoren, deren Taschenbücher auch wegen ihrer kurzen Kapitel für das Wartezimmer gut geeignet sind: Helmut Fuchs (4), Elisabeth Lukas (5) und Joseph Fabry (6). Eine ausführliche Liste für die „Bibliotherapie im Wartezimmer" kann hier natürlich nicht vermittelt werden.

Aber zumindest ein genereller Hinweis, welcher Lesestoff geeignet und welcher weniger geeignet ist.

**Für das Wartezimmer
weniger geeigneter Lesestoff:**

- Hobby-Zeitschriften des Arztes („Archäologie heute", „Der Orchideenzüchter")
- partei- oder kirchenpolitische Schriften
- medizinische Fachzeitschriften
- Kapitalmarkt-Titel („Vermögensanlage in Liechtenstein – was bringt's im Jahr?")
- Hochglanz-Schickimicki-Journale (Der Friseursalon ist dafür kompetenter!)
- Jagd-Publikationen („Auf Hirschjagd in Ungarn")
- Sexjournale
- Krimis
- „Altfränkische" Gesundheitsfibeln

**Für das Wartezimmer
gut geeigneter Lesestoff:**

- Offene Briefe an Patienten
- „Wandzeitung mit Programmhinweisen" (Gesundheitsthemen in den Medien, gesundheitsorientierte Veranstaltungen im Ort)
- Taschenbücher zum Thema „Selbstfindung" (Logotherapie)
- Humoristische Bilderbücher und Zeitschriften, Comics
- Gedichte
- Taschenbücher zum Thema „Kunst erleben"
- Zeitschriften über Freizeitsport, Wandern, Ferien

Und ganz generell:

Der Lesestoff in Ihrem Wartezimmer sollte Spiegelbild Ihrer Praxisphilosophie sein. Die Patienten sollten hier nicht „abschalten" sondern deutlich empfinden können, daß Kommunikation angeschaltet wird!

PRAXIS.CI

3. ABSCHNITT

Farbe ist die Nr. 1 der CI-Gestaltung

Wir haben bisher schon zahlreiche Merkmale betrachtet, die alle, jedes auf eigene Art und Weise, zur Identität der Arztpraxis beitragen. Wenn Sie mich fragen, welches Merkmal darunter das wichtigste sei, so kann ich eigentlich nur sagen, daß alle in gleichem Range wichtig sind.
Würden Sie mich aber fragen, ob es außerdem noch Praxis-Merkmale gibt, die wichtiger seien, so würde ich antworten: „Ja, es gibt Praxis-Merkmale, die die Identität besonders stark ausdrükken, prägen und beeinflussen. Es sind die Farben der Praxis".
Farbe betrifft sowohl die Kultur, als auch die Kommunikation und Gestalt der Praxis. Am einfachsten ist es, die Wirkung der Farbe im Kommunikationsprozeß darzustellen. Hierbei hat sie vor allem drei Aufgaben zu erfüllen: Symbolisierung, Markierung und Erkennung.

<u>Symbolisierung</u>. Farben sind Symbole, die für eine Eigenart, eine Zugehörigkeit stehen. („Halbgötter in Weiß"). Die Farben der Nationalstaaten, die in ihren Flaggen zu sehen sind, symbolisieren typische Eigenschaften dieser Nationen. Es sind Farben von geschichtlicher, kultureller, politischer Bedeutung. Auch die Farben, die in einer Arztpraxis am häufigsten anzutreffen sind, werden als Bedeutungsträger empfunden.

<u>Markierung</u>. Die in der Arztpraxis anzutreffenden Gegenstände, Räume, Personen, Informationen werden durch eine prägende Farbgebung gekennzeichnet, damit man sieht, daß sie zu dieser Praxis, und nicht zu einer anderen gehören. Die Farbe vereint unterschiedliche Objekte zu einer zusammengehörenden Einheit.

<u>Erkennung</u>. Was man schneller und deutlicher erkennen soll, wird durch „Warnfarben" besonders akzentuiert. Leuchtende Farbgebungen von Gefahrenstellen, grelle Kennzeichnungen von Informationen, die besonders wichtig sind, bunte Zonen, die als Lockmittel reizen... wir kennen das aus der Natur. Nicht anders macht es der Designer bei der Gestaltung von Kommunikationsmitteln. In der Praxis-Kommunikation treten die drei Farbwirkungen häufig simultan auf. Für die Entwicklung des praxisspezifischen Erscheinungsbildes ist

jedoch die Markierungsfunktion der Farben von besonderer Wichtigkeit.

Dies alles bliebe vielleicht zu sehr in der Theorie stecken, wenn wir bei der Farbe, dem lebendigsten CI-Instrument überhaupt, nur durch Klassifizierungen das Gebiet erfaßten. Man muß ganz einfach die Gesamtheit der Praxis sehen, nicht die Details.

Also fangen wir mit der „ganzheitlichen Betrachtung" an.

Was Sie sicherlich interessieren wird: „Stimmt das Farbklima meiner Praxis?" Sie können das wörtlich nehmen, denn von der Farbgebung Ihrer Räume hängt auch Ihre Stimmung und die Ihrer Patienten ab. Farben stimulieren, Farben regen an oder auf oder machen depressiv. Und das Wort „Farbklima" ist auch nicht sinnlos. Wenn Sie durch Ihre Praxis gehen, dann erleben Sie ganz unbewußt die Reize ganz verschiedener, farblicher Wetterzonen.

Hoffentlich haben Sie in Ihrer Praxis diese Farbkontraste, die jedem Raum sein eigenes Klima geben und die die Praxis insgesamt zu einer interessanten Sinn-Welt machen.

Trotz vieler Farben: Farbklima grau

Leider ist es gar nicht so selten, daß man die Praxis voller Farben hat und dennoch keine Farbe spürt. Tapeten, Teppiche, Vorhänge, Polster, Bilder und Möbel – sie alle haben ihre eigenen Farben und jede Farbe hat ihr Eigenleben. Alle zusammen aber ergeben, so wie die Farben des Malkastens, wenn man sie vermischt, ein trostloses Grau. Damit dies nicht passiert, hier einige Empfehlungen:

Empfehlung Nr. 1:

Geben Sie dem Raum eine dominierende Farbe. Halten Sie die großen Flächen des Raumes, also Boden und Wände in dieser einen Farbe und stimmen Sie alle übrigen Farbflächen, insbesondere Vorhänge und Gardinen, auf die dominierende Leitfarbe ab.

Form contra Farbe?

Die Empfehlung Nr. 1 ist leichter ausgesprochen als verwirklicht, denn eine „dominierende Farbe"

PRAXIS_CI

kommt gar nicht so einfach zur Wirkung. Selbst wenn Sie ganz konsequent Ihre Tapeten und Raumtextilien nach dieser einen Leitfarbe auswählen, kann das Ergebnis dennoch unbefriedigend sein. Der Grund liegt am Dekor, also der Musterung der großen Flächen. Zwischen Formen und Farben entsteht ja stets Gerangel um die Vorherrschaft. Entweder ist die Form so stark, daß sie die Farbwirkung übertrumpft, oder die Farbe ist so kräftig, daß man ganz einfach übersieht, „daß da auch noch ein Muster ist". Wir haben also dreierlei Flächen im Raum, die das Farbklima entscheidend bestimmen: Fensterkleid, Wände und Boden. Wenn alle diese Flächen neben ihrer Farbe auch noch ein starkes Muster hätten, ergäbe diese keine Farbmelodie, sondern nur „Krach". Bei mindestens einer dieser drei Flächen muß das Dekor unmerklich sein, am besten, es tritt erst gar nicht in Erscheinung und überläßt seine Stimme ganz der Farbe – wir halten also die Fläche in Uni. Falls auch der Stoff der Polstermöbel gemustert ist, dann sind sogar zwei Uni-Flächen zu empfehlen. Welche? Die Tapete und der textile Bodenbelag. In diesem Sinne also

Empfehlung Nr. 2: Weil Überdekoration das Farbklima eines Raumes stört, sollte mindestens eine der großen Flächen uni sein. Der Bilder und Wandmöbel wegen ist dies zuerst die Wand, also verwenden wir bevorzugt Uni-Tapeten.

Konsequent, doch langweilig? Es könnte ja sein, daß Sie eine bestimmte Farbe ganz besonders lieben und damit auch der Praxis den Stempel Ihrer Persönlichkeit aufdrücken wollen. Nehmen wir an, es sei Orange. Sie lieben diese sonnige, lebensfrohe Farbe, und außerdem ist sie Ihnen sympathisch, weil es heißt, Menschen, die Orange mögen, seien tatkräftig, weltoffen und kontaktfreudig.

Warum also nicht die ganze Praxis konsequent zu einem Orange-Farbbekenntnis machen? Und außerdem: Es ist sicherlich auch von der Kostenseite günstiger, von einem viel, als von Vielem wenig einzukaufen.

Geplant, getan: Ihre Praxis erhält nun ein einheitliches Farbklima, und Sie können sicher sein: Ihre Patienten sind begeistert! Das orangefarbene Design Ihrer Räume erbringt für Sie nicht nur das Lob, „ein konsequenter Mensch" zu sein, es wird jedem gefallen und unvergeßlich bleiben, daß bei Ihnen Farbe als Stilmerkmal einer Praxis voll ausgespielt worden ist. So etwas sieht man ja nicht oft, und falls das Orange nicht aufdringlich grell ist, dürfte eigentlich kein „aber" gelten. Leider aber kommt das „aber" nach einigen Wochen ganz bestimmt. Sie spüren nämlich, daß Sie nichts mehr spüren.

Von der Farbfreude blieb nichts mehr übrig! Unangenehm, oder gar häßlich empfinden Sie zwar Ihre orangefarbene Praxis nicht, doch Sie übersehen quasi, daß Ihre Praxis „Farbe hat". Was ist geschehen, was haben Sie falsch gemacht? Sie haben alles nur auf eine einzige Farbkarte gesetzt! Nur eine Farbe allein sollte das Klima Ihrer Praxis prägen und die vermeintlich konsequente Haltung führte mit der Zeit zur langweiligen Gestaltung.

Empfehlung Nr. 3:
Geben Sie jedem Raum Ihrer Praxis eine eigene Leitfarbe. Stimmen Sie aber die Leitfarben der einzelnen Räume so aufeinander ab, daß sich ein harmonisches Bild ergibt. Harmonie entsteht nicht durch Monotonie, sondern durch komponierte Kontraste!

Vom Wesen der Farbästhetik

Es sind die Kontraste, die unser Leben interessant machen. Art und Reihenfolge der Kontraste bestimmen, ob unser Leben „schön" ist. Die Verständlichkeit der Kontraste, die es uns bietet, entscheidet darüber, ob wir im Leben einen Sinn erkennen.

Interessantheit, Schönheit, Verständlichkeit – diese drei Qualitäten geben uns das, was man so im allgemeinen als ein „ästhetisches Vergnügen" bezeichnet. Und Farben sind ganz besonders dazu da, uns zu erfreuen, uns ein ästhetisches Vergnügen zu bereiten.

Sie suchen nun für Ihre Praxis zum Beispiel einen Dekostoff aus. Natürlich achten Sie darauf, daß er zum Interieur paßt und irgendwie auch zu Ihnen selbst.

Doch zunächst, beim Sichten der Stoffmuster im Einrichtungsgeschäft, reagieren Sie ganz emotional: „Der hier gefällt mir aber ganz besonders … ist der aber toll". Dies spontane Urteil mag ganz plötzlich kommen und ohne Rücksicht auf alles andere, auf das Sie eigentlich Rücksicht nehmen müßten. Was passiert in diesem Augenblick Ihrer Begeisterung? Schönheit, Verständlichkeit und Interessantheit des Stoffes, wohlgemerkt alle drei Qualitäten! – liegen auf Ihrer Wellenlänge. Was bedeutet dies aber nun ganz konkret? Schönheit heißt, daß Ihnen die Farben gefallen, Verständlichkeit heißt, daß Ihnen die Farben „etwas sagen", daß sie Erinnerungen oder Assoziationen auslösen und Interessantheit bedeutet, daß Sie sich „an den Farben gar nicht satt sehen können", daß Sie den Dekostoff immer wieder gerne ansehen, ohne sich gelangweilt abzuwenden.

Farbe in Worte fassen

Eine Bedingung, um über Farben reden zu können – zum Beispiel mit Ihrem Dekorateur – ist, daß wir unsere Farbvorstellungen wörtlich formulieren. Dies ist eine Kunst für sich. Viele Farb-Mißverständnisse mögen alleine dadurch entstanden sein, weil Kunde und Verkäufer nicht die gleiche Farbsprache sprachen. Wenn der Kunde sagt, „Ich brauche einen gelben Vorhangstoff" – welches Gelb meint er damit? Meist fehlen einem einfach die Worte, um einen gewünschten Farbton auszudrücken. Und

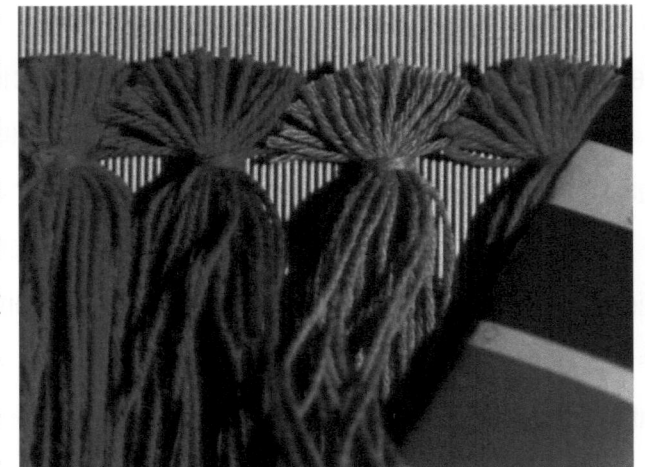

manchmal braucht man den Namen einer Farbe um die Farbe erst „richtig" zu erkennen. Ein Architekt, der sich viel mit Farbgestaltung von Stadtteilen beschäftigt, sagte: „Ich kann dem Bauausschuß nicht nur mit Farbmustern alleine meine Pläne anbieten. Erst wenn ich die Muster der Farben mit Namen bekannter Dinge verknüpfe, kommt es bei meinen Auftraggebern zum erwünschten „Aha-Erlebnis". So sage ich zu einem bestimmten Gelb nicht nur gelb, sondern „Maisgelb" und zu einem bestimmten Rot nicht nur Rot Nr. xyz, sondern „Himbeerrot". So erst werde ich verstanden, und die Leute bekommen eine Vorstellung von der Farbe, die ich vorschlage".

Empfehlung Nr. 4.
Versuchen Sie, Ihre Wünsche mit den Begriffen „Farbton", „Farbhelligkeit" und „Farbsättigung" zu erklären.
Farbton – das ist zum Beispiel Rot, Blau, Grün, Gelb. Farbhelligkeit, das ist die Leuchtkraft einer Farbfläche. Ein gelber Stoff hat zum Beispiel eine größere Helligkeit (Leuchtkraft) als ein orangefarbener. Und unter Farbsättigung verstehen wir die Intensität, mit der eine Farbe in Erscheinung tritt. Ein Stoff kann zum Beispiel „tief rot" oder nur „leicht rötlich schimmernd" sein, je nachdem, wie konzentriert die Färbelösung war, mit der er gefärbt worden ist.

Farben menschlich gesehen

Wie in allen Bereichen, die die Seele betreffen, ist natürlich auch hier, bei den Farben, die Psychologie nicht untätig geblieben. Psychologen haben auf ihre Art versucht, Farben nach der Wirkungsweise auf den Menschen zu erfassen. Lust am systematischen Katalogisieren oder an der wissenschaftlichen Erkenntnis: Zumindest hat die Psychologie ein Maßsystem erarbeitet, nach welchem sich jede Farbe charakterisieren läßt. Drei Werte, so die Psychologen, können jede Farbe eindeutig bezeichnen:

- Valenz, also das, was wir als Sympathie für eine Farbe bezeichnen,
- Potenz, also die Stärke einer Farbe, und
- Erregung, also die Fähigkeit einer Farbe, uns wach zu machen.

Diese drei Qualitäten beschreiben also, was Farbe in uns „bewirkt".
Somit ergeben sich eigentlich drei verschiedene Ebenen, die für eine Farbbewertung gültig sind:

- Die ästhetische Ebene, mit den Wertigkeiten „Schönheit", „Interessantheit" und „Verständlichkeit",

- die rationale, technische Ebene, die nach Farbton, Farbhelligkeit und Farbsättigung unterscheidet

und schließlich

- die psychologische Ebene, wo nach Valenz, Potenz und Erregung geurteilt wird.

Fliegen flunkern nicht

Die physiologische Wirkung der Farben wird häufig als „Spinnerei" phantasiereicher „Farbenapostel" hingestellt. Doch ein einfaches Tierexperiment zeigt, daß es sehr wohl einen Zusammenhang zwischen Biologie und Farben gibt. Es ist bekannt, daß Fliegen blaue Räume meiden. Die blaue Küche oder Vorratskammer hat ja Tradition, und auch die blaugestrichenen Stallungen sind keine Seltenheit. Es hat sich also als wirkungsvoll erwiesen, gegen Fliegen Blau einzusetzen. Und falls, ihre Natur verleitet sie zwar nicht dazu, Maikäfer in Ihre Praxis einschwärmten, dann würden sich diese der blauen Farbe wegen keinen Flügel ausreißen, im Gegenteil, Maikäfer fühlen sich in blauen Räumen ausgesprochen wohl. Zu ihrer Vertreibung müßten Sie ihre Praxis erst rot werden lassen, denn diese Farbe ist für Maikäfer – genauer Maikäfermännchen – ausgesprochen ekelhaft. Diese Betrachtungen, weiß Gott kein Kammerjägerlatein, zeigen uns, daß Farben eindeutige und spezifische Wirkungen auf Lebewesen ausüben. Wenn sie auch bei Insekten besonders schnell und kontrollierbar in Erscheinung treten, gelten sie für die Farbenwirkung der Räume auf den Menschen wahrscheinlich nicht minder. Mit anderen Worten: Es geht bei der Farbgestaltung der Praxis nicht nur um Schönheit, Stil und persönlichen Charakter, sondern ganz schlicht ums Leben, manchmal vielleicht sogar ums Überleben. Denn, eine „falsche" Farbgestaltung kann sogar den Heilungsprozeß stören. Wenn man einer österriechischen Krankenhaus-Studie glaubt (7), dann hat die Farbe der Krankenzimmerwände und -decken Einfluß auf die Sterblichkeit der Patienten, Graue, dunkle Räume sind demnach sterblichkeitsfördernd, gelbe hingegen genesungsfördernd.

Es gibt in der medizinischen Literatur viele Hinweise auf den Zusammenhang zwischen Farbe und Gesundheit. Mag auch manches noch als recht spekulativ gelten, wesentliche Phänomene dürften als wissenschaftlich gesichert anzusehen sein. Zum Beispiel:

- Daß Farben Einfluß auf das körperliche Befinden haben,
- daß, wie in der Chromotherapie (7, 8, 9), Farben therapeutisch genutzt werden können,
- daß der menschliche Körper auf reine, klare Farben deutlicher reagiert als auf Zwischentöne und dunkle Mischungen.

Dies alles ist für die Farbgestaltung der Praxisräume von größtem Interesse.

Mit Farben Energie einsparen

Die populäre Klassifizierung in „kalte" und „warme" Farben war lange Zeit nicht viel mehr als ein sprachliches Modell, nicht viel mehr als eine Umschreibung, bis sich Wissenschaftler daran machten, der Sache auf den Grund zu gehen. Sie stellten sich die Frage: „Wieso eigentlich empfindet man einen blauen Raum als kühl und einen roten als warm?" Sollte dies nur Einbildung sein?

Die Forschungsergebnisse bewiesen den realen Grund: In einem roten Raum steigt der Blutdruck an, in einem blauen sinkt er. Die Farb-Folgen sind also körperlich feststellbar.

Goethe immer wieder aktuell

Was Menschen empfinden, wenn sie mit Farben konfrontiert werden, das hatte der Altmeister längst durchschaut. Und wenn auch seine Worte vor über 150 Jahren geschrieben wurden, im Prinzip gelten sie noch heute. Goethe, in seiner Farbenlehre zu unserem Thema:

„Wir finden, daß gesunde, starke Nationen, daß das Volk überhaupt, daß Kinder und junge Leute sich an lebhaften Farben erfreuen. Aber ebenso finden wir auch, daß der gebildete Teil der Farbe flieht, teils weil sein Organ geschwächt ist, teils weil er das Auszeichnende, das Charakteristische vermeidet. Bei dem Künstler hingegen ist die Unsicherheit, der Mangel an Theorie oft schuld, wenn sein Colorit unbedeutend ist. Die stärkste Farbe findet ihr Gleichgewicht aber nur wieder in einer sehr starken Farbe, und nur wer seiner Sache gewiß wäre, wagte sie nebeneinander zu setzen. Wer sich dabei der Empfindung, dem Ungefähr überläßt, bringt leicht eine Karikatur hervor, die er, insofern er Geschmack hat, vermeiden wird. Daher also das Dämpfen, das Mischen, das Tönen der Farben, daher der Schein von Harmonie, die sich in ein Nichts auflöst, anstatt das Ganze zu umfassen ..."

„Der gebildete Teil, der der Farbe flieht, weil sein Organ geschwächt ist ..." das ist auch die heute anzutreffende Schicht jener Spätaussiedler aus dem Reich der Farben, die ihre kraftvoll-bunte Jugend-Heimat gegen eine unverbindlich braun-beige Farbwohnlandschaft eingetauscht hat, für den Preis einer sogenannten „dezenten Praxis". Doch Sehnsucht nach der jungen, klaren Farbe, das haben alle. Einfach weil ihr Körper danach schreit, nicht der Verstand.

Klare Verhältnisse

Das Goethe-Zitat, in dem doch recht viel Verachtung für die Adepten im Mittelbereich der Mischtöne mitschwingt, ist auch ein eindeutiges Signal für klare, lebhafte Farben. Es resultiert sicherlich nicht nur aus Goethes Sympathie für die „gesunden, starken Nationen, das Volk überhaupt, und junge Leute", sondern aus Goethes Empfinden für die sinnlich-funktionale Nützlichkeit der Farben.

Farben sind dazu da, erschöpfend ausgenutzt zu werden, intelligent gebraucht zu werden. Dazu, um ihrer maximalen Effektivität willen, sollten sie in reinem Zustand sein. Was das für den menschlichen Körper bedeutet, diese Wirkung der reinen Farben, das haben Ärzte inzwischen ziemlich erschöpfend festgestellt.

Physiologie und Psychologie

Vieles, was wir bisher über die Farben besprachen, galt ihrer physiologischen Wirkung. Es ging dabei um naturgesetzliche Effekte, die die Farben im Körper auslösen, ob wir wollen oder nicht. Diese Effekte sind so zu erklären, daß Farben als Reize besonderer Art auf unseren Körper einwirken und dort ganz bestimmte physiologische Vorgänge auslösen bzw. diese beeinflussen. Am einfachsten ist dies ersichtlich am ansteigenden Blutdruck unter dem Eindruck der Farbe Rot.

Doch der Mensch hat ja nicht nur einen Körper, sondern auch Geist und Seele. Auch sie sind am Farbenspiel beteiligt. Die Geschichte könnte ganz einfach in der Frage formuliert werden: „Wie will ich erscheinen und sein, und wie sollte dieses mein Bestreben in der Farbenwahl meiner Praxisräume zum Ausdruck kommen? Wie soll sich meine Persönlichkeit durch die Farbgebung der Praxis ausdrücken?" Das wäre nun die psychologische Seite der Farbgestaltung. Man wählt also Farben, die signalisieren, wie man sein will – und nicht, wie man in Wirklichkeit ist.

Rot
Dominanz, Beherrschungsstreben, starker Wille, Triebhaftigkeit, Vitalkraft, Erregung, Erfolgsstreben, Potenz, Sport, Kampf, Angriff, König
Typ: dominierend

Blau
Ruhe, Schonung, Erholung, Befriedigung, Frieden, Geborgenheit, Verbundenheit, Gemüt, Tradition, Hingabe, Unterwerfung, weiblich, süß, horizontal
Typ: zurückhaltend

Grün
Anspannung, Beharrung, Festigkeit, Härte, Konstanz, Besitz, Sicherheit, Analyse, Kontrolle, Logik, Moral, Verteidigung
Typ: formalistisch

Gelb
Leicht, heiter, anregend, regsam, Ausweitung, Befreiung, Glückserwartung, Veränderung, Erleichterung, Optimismus, Kontaktbereitschaft, Motorik
Typ: ungezwungen

(nach Prof. Lüscher)

Was kann man damit machen?

Was nun direkt für Ihre Praxis-Farbgestaltung daraus zu entnehmen ist, sagt die Übersicht links. Sie beginnen bei sich selbst und fragen sich: Welcher Typ möchte ich eigentlich sein? Dominierend, zurückhaltend, formalistisch oder ungezwungen? Nur wenige Menschen sind total nur auf einen Typ programmiert. Meist ist man ein bißchen der eine und ein bißchen der andere Typ. Wieviel dieses „bißchen" betragen soll, das ist Ihre persönliche Sache. Angenommen, Sie wollen sich als ein sehr dynamischer, vitaler Mensch in Szene setzen. Außerdem haben Sie eine gewisse Tendenz zum Konservativen, zur Stetigkeit und Sicherheit (Typ: formalistisch). Dann werden Sie sich in einem Raum mit Rottönen und mit etwas Grün gerade richtig vorkommen. Die Farbgestaltung ist dann das Spiegelbild Ihres Wollens und Strebens, Ihr Aushängeschild quasi. Doch Vorsicht: Nur dann, wenn das Persönlichkeitsziel, das Sie sich vorgenommen haben, auch realistisch ist, werden Sie sich wohlfühlen und die Farben Ihrer Umgebung als Ansporn und Energiequelle empfinden.

Sollten Sie sich jedoch in ihrem Persönlichkeitsstreben zuviel vorgenommen haben, oder in Ihrer Farbgebung einen „Wunsch-Typ" darstellen wollen, der überhaupt nicht zu Ihrem Wesen paßt, dann macht Sie die gewolltgekünstelte Farbenfassade nur unglücklich. Damit es dazu erst gar nicht kommt: Seien Sie immer ehrlich zu sich selbst. Ihre Patienten werden das intuitiv bemerken und dankbar honorieren!

Also: bekennen Sie Farbe – im besten Sinne des Wortes.

PRAXIS.CI

4. ABSCHNITT

Von der Dringlichkeit des Charmes

Die erste Medizin, die dem Patienten verabreicht wird, kommt vom Empfang. Wer für die Theorie vom „Ersten Eindruck" eine praktische Begründung sucht, der findet sie hier. Kein Patient erwartet eine Miss Germany, doch jeder ist dankbar, wenn die Begrüßung charmant ist. Charme ist im Lehrprogramm für Arzthelferinnen nicht erwähnt. Charme läßt sich offenbar auch nicht erlernen. Was man als Praxischef aber erreichen kann, das ist die Verhinderung von „Charme-Vernichtungsmechanismen".

Das sind Konstellationen zwischen Arzt-Patient-Personal, die einfach ganz zwangsläufig dazu führen, daß sich die Damen des Praxispersonals durch die tägliche Hektik erdrückt fühlen.
Wie kommt es nur, daß die Arzthelferinnen allein und ganz individuell-privat gesehen wirklich hilfreich, tatkräftig und zudem auch noch charmant sind, im Arbeitseinsatz dagegen aggressiv und nicht selten böse?
Welche Konstellationen führen dazu, daß Arzthelferinnen unwirsch auf Patientenwünsche reagieren oder sich im Umgang mit ihren Kolleginnen im Ton vergreifen?

Charme-Vernichtungsmechanismen in der Praxiskommunikation ergeben sich stets dann, wenn mehrere Kommunikationsaufgaben gleichzeitig gelöst werden müssen. Die technisch-einfachste, preiswerteste und komfortabelste Lösung bieten moderne Telefonanlagen. Wenn der Praxischef telefonieren kann, auch während ein „dringender Fall" anruft, wenn Schwester A aus Raum B gerufen werden kann, während sie in Raum C ist, wenn der Arzt von seinem Schreibtisch aus via Telefontaste das Signal „Der Nächste bitte" ins Wartezimmer geben kann, seine Sprechstundenhilfe ihre Arbeit zum Türöffnen nicht zu unterbrechen braucht, weil das ein Telefon-Impuls erledigt, wenn der schnelle Kontakt zum Krankenhaus durch einen einzigen Tastendruck entsteht und

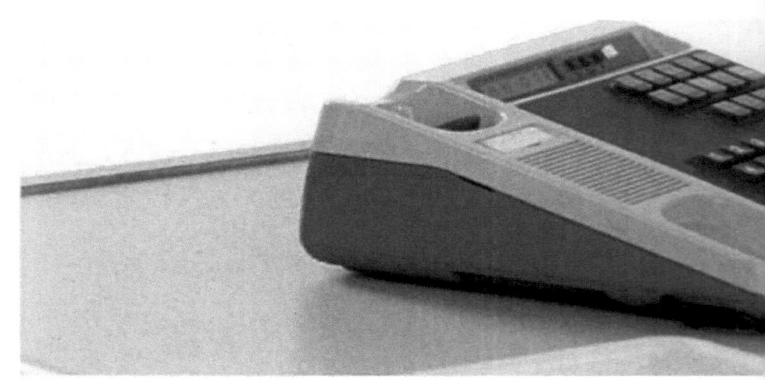

nicht erst nach Suchaktionen der Telefonnummer kostbare Zeit vergeht ... dann werden ganz nebenbei zahlreiche Streßpotentiale abgebaut, der natürliche Charme der Sprechstundenhilfen bleibt für die Praxis erhalten.

Speziell für Arztpraxen entwickelte Telefonanlagen bietet die Kommunikationsindustrie heute schon in guter Auswahl an.

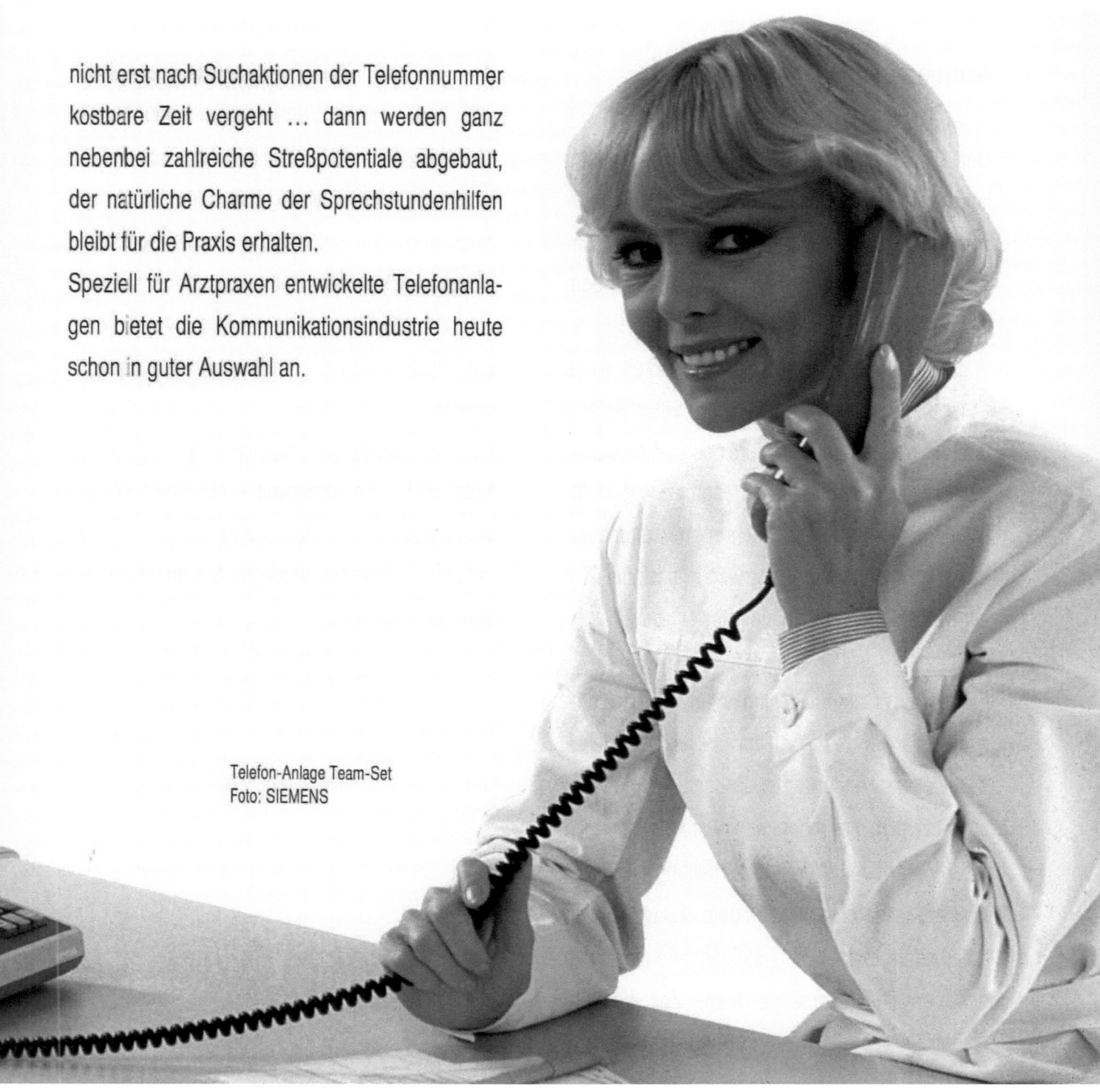

Telefon-Anlage Team-Set
Foto: SIEMENS

PRAXIS.CI

Arzt und Computer

Der Computer, in vielen Berufszweigen schon lange unentbehrlicher Helfer, hält in den Arztpraxen nur langsam Einzug. Ca. 3% der niedergelassenen Ärzte nehmen zur Zeit die Erleichterungen, die der Computer bietet, in Anspruch.

Warum die Ärzte bisher die Möglichkeit eines Computers so wenig nützen, hat verschiedene Gründe. Viele Ärzte sind heute noch der Meinung, die organisatorischen und betriebswirtschaftlichen Anforderungen auch ohne Computer bewältigen zu können. Hier wird in nächster Zeit ein Umdenkungsprozeß eintreten.

Mit Hilfe des Computers sind natürlich organisatorische Mängel des Praxisablaufs nicht zu beheben, solange Änderungen an der Organisationsstruktur nicht vorgenommen werden. Dennoch bietet die moderne Datenverarbeitung ein Rationalisierungspotential, das es dem Arzt und seinen Mitarbeitern erlaubt, trotz steigender Komplexität der Verwaltungsvorgänge mehr Zeit für ihre eigentlichen Aufgaben zur Verfügung zu haben.

Über die vielen fachlichen Aspekte haben Industrie und ärztliche Verbandsorganisationen viel nachgedacht.

Durch die Vereinfachung der Programme und damit auch der Handhabung ist die Kommunikation zwischen dem Computer und dem Benutzer bzw. Nichtfachmann vereinfacht und eine der wesentlichsten Hemmschwellen abgebaut worden.

Eine verständliche Übersicht des Computer-Nutzens für die Arztpraxis – auf einen Blick – wurde beim Vorbereiten dieses Kapitels in einer Industrie-Publikation entdeckt. Sie sehen sie auf den Seiten 44 + 45.

Computer vergessen nichts

Diese unmenschliche Fähigkeit kann dem Arzt eine sehr humane Hilfe sein. Durch die Verfügbarkeit und Übersichtlichkeit der Patientendaten auf Knopfdruck erhält der Arzt ein komplettes Protokoll über die Gestaltung seiner Therapie. Ja, vielleicht wird er erstmals mit Hilfe des Computers seinen eigenen, persönlichen Stil erkennen, wenn er auf den Ablauf seiner Entscheidungen und seines Handelns blickt. Die Erkenntnis der gemeinsamen Merkmale vieler Handlungen bei den unterschiedlichsten Patienten erbringt wertvolle Beiträge zur eigenen Identität, als Arzt und als Unternehmer.

„Darüber hinaus kann sich der Arzt aber auch ungerechter Beurteilung durch die Prüfungsausschüsse erwehren, indem er „Waffengleichheit" dadurch herstellt, daß er sich selbst der Datenverarbeitungstechnologie bedient. Schließlich verfügen die mit Kassenärzten und Krankenkassenvertretern paritätisch besetzten Prüfungsausschüsse vornehmlich über statistisches Material, über Durchschnittszahlen, an denen der Geprüfte gemessen wird. Die Beweislast zum Nachweis von Praxisbesonderheiten liegt beim Kassenarzt. Die Abwehr von Regreßforderungen erhält durch die Praxis-DV möglicherweise eine neue Qualität" (12).

Was Computer in der Praxis so bringen...

Stammdaten-Verwaltung und Auskunftsdienste

- Patienten
- Krankenkassen
- Allg. Adressen
- Gebührenordnungen: BMÄ, EGO, GOÄ
  incl. Regelwerk (Ausschlüsse, Höchstwerte)
- Medikamente
- Anamnesen
- Befunde
- Diagnosen
- Therapien

Medizinische Dokumentation

- Erfassung von Anamnesen, Risiken, Laborwerte
  Befunde, Diagnosen, Medikation, Therapie, Nachsorge
- Übersicht auf dem Bildschirm nach zeitlichen
  oder systematischen Kriterien
- Auswertung

Kassen-Abrechnung

- Eingabe der abrechnungsrelevanten Daten
- Automatische Vollständigkeitsprüfung
- Annahme fehlender Krankenscheine
- Prüfung auf Abrechnungsregeln, Ausschlüsse,
  Höchstwerte entsprechend den KV-Bestimmungen
- Krankenschein-Aufkleber bedrucken
- Fallzahlbogen
- Quartalsstatistiken

Privatliquidation

- Rechnungsstellung entsprechend den Bestimmungen der GOÄ
- Zahlungsverkehr
- Offen-Posten-Liste
- Mahnwesen

nach einer SIEMENS-Grafik

Formularwesen

- Rezepte
- Überweisungen
- AU-Bescheinigungen
- Allg. Kopfdruck für sonstige Formulare

Textverarbeitung

- Arztbriefe   automatischer Zugriff
- Atteste   auf gespeicherte
- Gutachten   Adressen, Patienten- und
- Sonst. Briefe   Behandlungsdaten
- Bausteinerstellung und -pflege

Statistik

- Auswertungen der Medizinischen Dokumentation, Verordnungen und Leistungserbringung nach verschiedenen Kriterien

Arzneimittelinformation

- Indikationen
- Nebenwirkungen
- Wirkstoffe
- Kontraindikationen
- Wechselwirkungen
- Hinweise
- Dosierung
- bis zu 9 Darreichungsformen
- bis zu 18 Packungsgrößen mit Preisen

Terminplanung

- Terminvergabe für bis zu 9 Praxisbereiche
- Wartezimmerlisten

Datensicherung

- Wahlweise auf Bandkassetten oder Disketten

Archivierung

- Wahlweise auf Bandkassetten oder Disketten

Kommandonamenänderung

Lernprogramm

Die dritte, die vergessene Dimension

Wenn man das Schrifttum zum Thema „Arzt und Computer" heute so betrachtet, fallen zwei Aspekte besonders auf:
- Die betriebswirtschaftliche Problemlösung und
- die medizinische Nutzanwendung (Diagnosecomputer, Therapiecomputer, Medizinische Datenbanken).

Eine dritte Dimension, die ästhetische nämlich, kommt kaum zur Sprache. Und sie hätte es wahrlich verdient! Das Thema beginnt schon damit spannend zu werden, daß mit dem Computer auch ein neues Verhältnis zur Praxis-Sprache entsteht.

Der Computer zwingt einem keine Fremdsprache auf, aber er zwingt zur Stabilität und Präzision in der eigenen Ausdrucksweise. Gerade diese Stabilität ist es, die dem Praxis-Stil ein Fundament von neuer Qualität verleihen kann.

Das Arzt-Patient-Gespräch bekommt eine neue Note.

Hierzu gibt es im Schrifttum recht kontroverse Meinungen. Der eine Arzt meint, es sei unverzichtbar, auch weiterhin beim Patientengespräch Notizen auf die Karteikarte zu machen, und die Daten später in den Computer einzugeben – der andere lobt gerade die direkte Eingabe der Daten schon während des Patienten-Gesprächs. Dies würde vom Patienten nicht als störend, ganz im Gegenteil eher als besondere Beachtung seiner Persönlichkeit empfunden. Wahrscheinlich ist dies alles auch eine Generationsfrage. Ein junger Arzt und ein junger Patient dürften hier überhaupt keine Probleme haben.

Prolog zum Thema „Design"

> Biologie ist Formenkunde. Wer die Formen nicht liebt, kann nicht die Wissenschaft der lebenden Natur erfahren und fördern. Die Spannung zwischen den exakten Naturwissenschaften und der Biologie wurde in dem Masse scheinbar erträglicher, als man das Problem der Formen vernachlässigte. Aber nur bei Einführung des Formproblems wird es möglich sein, den Konflikt, wenn überhaupt, zu lösen.
>
> Viktor von Weizsäcker

PRAXIS.CI

5. ABSCHNITT

Die „Praxispartitur"

Mit dem Begriff „Praxispartitur" möchten wir die persönlichkeitsorientierte Komposition einer Praxiseinrichtung bezeichnen. Die Ähnlichkeit zur musikalischen Komposition ist kein Zufall. Harmoniegesetze gelten ja auch für die Gestaltung von Räumen, und eine Symphonie zu schreiben ist nicht weniger komplex wie die Gestaltfindung für eine Arztpraxis. Auch hier gibt es eine Vielzahl von Instrumenten, die zu einer originären, typischen Struktur zusammenfinden sollen. Die Praxispartitur ist mit dem üblichen Möblierungsplan, wie ihn die Innenarchitekten der Praxis-Einrichtungshäuser als Service mitliefern, nicht zu vergleichen. Sie ist persönlichkeitsorientiert, also auf die Einmaligkeit des Praxisinhabers bezogen, und außerdem ist sie genauso komplex, wie das Leben in der Praxis selbst. Aus dieser Komplexität entsteht aber erst die Chance, eine einmalige, also dem angestrebten Praxis-Stil entsprechende Gestalt zu finden. Die Kunst besteht darin, seriell hergestellte Industrieprodukte (Möbel, Geräte, Textilien usw.) so anzuordnen, daß diese Ordnung Einmaligkeit erhält.

Eine Praxispartitur beschreibt die Erlebnisweisen in Praxisräumen bei Zusammenklang von mindestens zehn miteinander zu harmonisierenden Klima-Arten. Es sind dies:

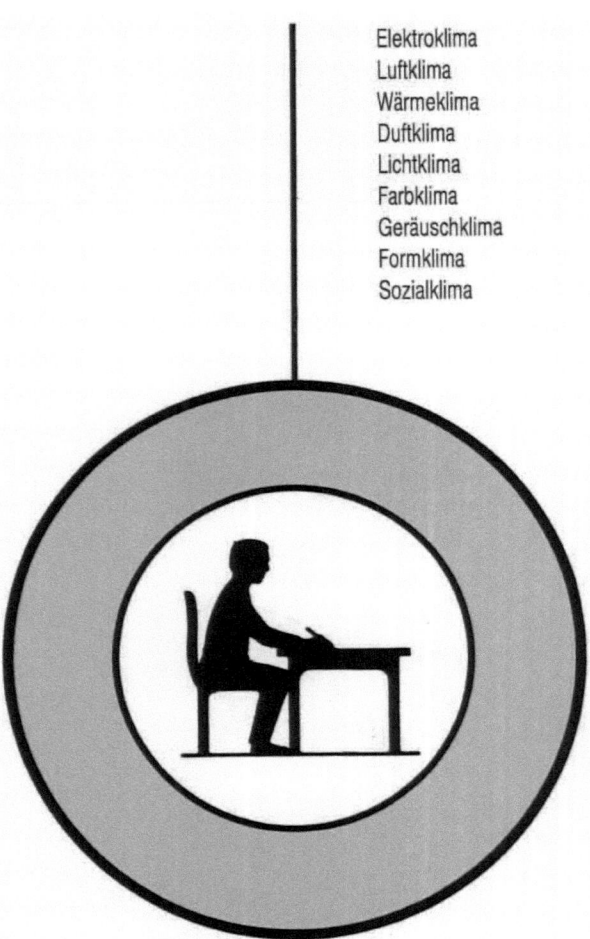

Elektroklima
Luftklima
Wärmeklima
Duftklima
Lichtklima
Farbklima
Geräuschklima
Formklima
Sozialklima

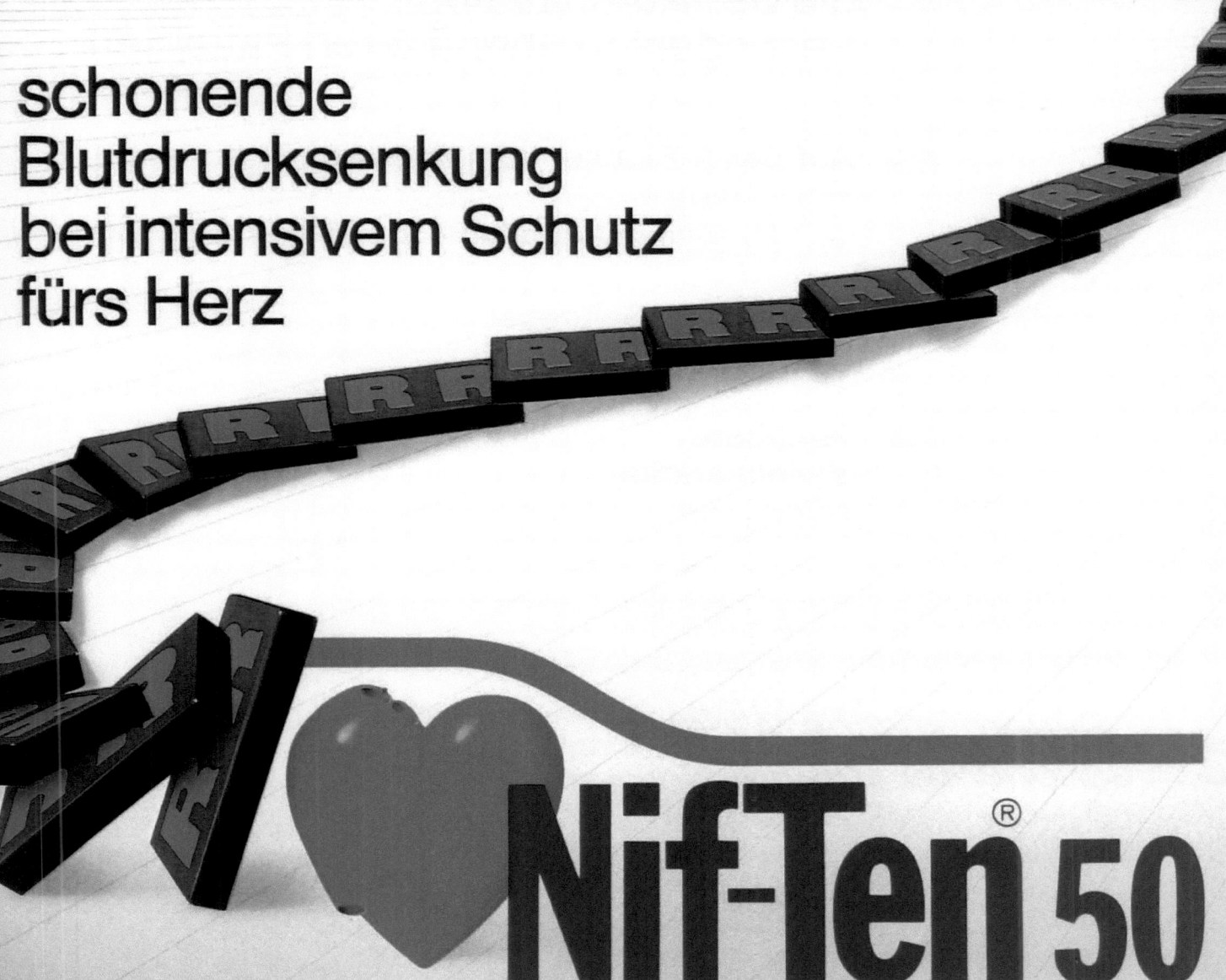

2 weltweit anerkannte Substanzen jetzt vereint

Nifedipin retard + Tenormin®

schonende Blutdrucksenkung bei intensivem Schutz fürs Herz

Nif-Ten® 50

Zusammensetzung: 1 Retard-Kapsel Nif-Ten 50 enthält 50 mg Atenolol und 20 mg Nifedipin. **Anwendungsgebiet:** Bluthochdruck. **Gegenanzeigen:** AV-Block 2. u. 3. Grades, SA-Block, Sinusknoten-Syndrom, dekompensierte Herzinsuffizienz, Herz-Kreislauf-Schock, in den ersten 6 Wochen nach Infarkt, Bradykardie unter 50 Schlägen/min, Spätstadien peripherer Durchblutungsstörungen, Asthma bronchiale, Phäochromozytom (Therapie erst nach α-Blockade) und Schwangerschaft. Bei schlecht eingestellten Diabetikern, strengem Fasten, metabolischer Azidose und schwerer Hypotonie (systolisch < 90 mmHg) ist Vorsicht geboten. Bei Patienten mit schweren Nierenfunktionsstörungen und während der Stillzeit liegen bisher noch keine ausreichenden Erfahrungen vor. **Nebenwirkungen:** Zu Beginn der Behandlung kann es zu Müdigkeit, Schwindel, Kopfschmerzen, Gesichtsrötung (Flush), Wärmegefühl und Schwitzen kommen, selten zu Schlafstörungen, depressiven Verstimmungen, vorübergehend zu Magen- und Darmbeschwerden, Hautrötungen, gelegentlich zu Kribbeln und Kältegefühl in den Gliedmaßen, Muskelschwäche, Muskelkrämpfen, Hautreaktionen und vermindertem Tränenfluß. Vereinzelt beobachtet wurden: Hypotonie, Bradykardie, AV-Überleitungsstörungen, Gingivahyperplasie; Verstärkung einer Herzmuskelschwäche, Claudicatio intermittens und Raynaudscher Krankheit. Gelegentlich kann es zu Beinödemen kommen, äußerst selten können Schmerzen im Bereich der Brust auftreten. Bei Patienten mit Neigung zu bronchospastischen Reaktionen (z. B. asthmoider Bronchitis) kann es zu Atemnot kommen. In seltenen Fällen kann eine nicht offenkundige Zuckerkrankheit (latenter Diabetes mellitus) in Erscheinung treten oder eine bereits bestehende sich verschlechtern; Zeichen des erniedrigten Blutzuckers (z.B. schnelle Herzschlagfolge) können verschleiert werden.

Dosierung: 1 Retardkapsel Nif-Ten 50 morgens. **Wechselwirkungen:** Verstärkung der Wirkung von Insulin und anderen Antidiabetika, Hypoglykämie kann maskiert werden; bei gleichzeitiger Anwendung von Reserpin, Alpha-Methyldopa, Clonidin, Guanethidin und Guanfacin kann verstärkter Abfall von Herzfrequenz bzw. Blutdruck auftreten. Bei gleichzeitiger Gabe von Calcium-Antagonisten vom Verapamil- und Diltiazem-Typ oder anderen Antiarrhythmika ist aufgrund möglicher Hypotonie, Bradykardie und Herzrhythmusstörungen eine Überwachung der Patienten angezeigt; i. v.-Applikation von Ca-Antagonisten sollte unterbleiben. Bei gleichzeitiger Behandlung mit Clonidin darf Clonidin erst abgesetzt werden, wenn einige Tage zuvor die Verabreichung von Nif-Ten 50 beendet worden ist. Bei gleichzeitiger Gabe von Cimetidin verstärkte Blutdrucksenkung möglich. Steigerung der kardiodepressiven Wirkung von Narkotika (Narkosearzt informieren). **Hinweise:** Bei Patienten mit Erkrankung der Herzkranzgefäße nicht abrupt abbrechen, sondern mit Tenormin ausschleichen. Wegen der blutdrucksenkenden Wirkung kann durch individuell unterschiedliche Reaktionen die Fähigkeit zur aktiven Teilnahme am Straßenverkehr oder zum Bedienen von Maschinen beeinträchtigt werden. Dies gilt in verstärktem Maße bei Behandlungsbeginn und Präparatewechsel sowie im Zusammenwirken mit Alkohol. **Handelsformen und Preise:** N1 mit 30 Retard-Kapseln DM 52,95; N2 mit 50 Retard-Kapseln DM 77,83; N3 mit 100 Retard-Kapseln DM 145,09. Anstaltspackung. (Stand: Januar 1988)

Vertrieb: ICI-Pharma, 6831 Plankstadt b. Heidelberg

ICI-Pharma
RHEIN-PHARMA
Unternehmen der ICI-Gruppe

1x täglich gegen die Hypertonie
TRI-Normin 25®

die 3er-Kombination besonders für Ihre älteren Patienten

- **Auf den β-Blocker kommt es an:**
  TENORMIN®
  • $β_1$-selektiv • hydrophil

- **Schonende Salurese:**
  Chlortalidon

- **Periphere Vasodilatation:**
  Hydralazin

Synergistische Wirkung – schonende Therapie

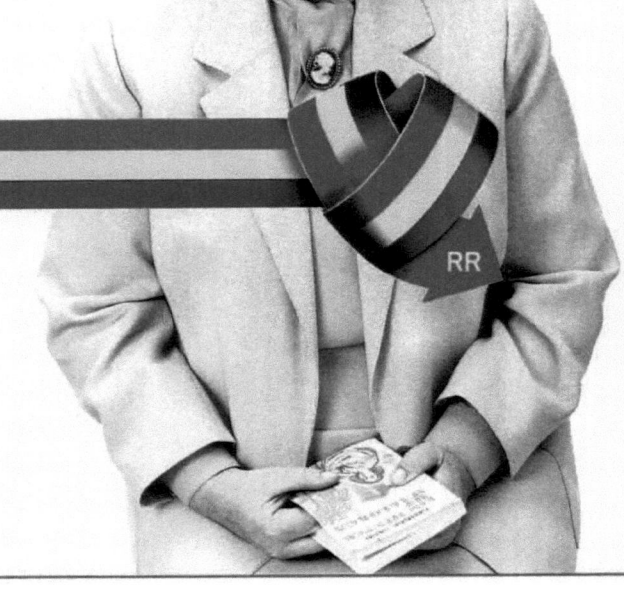

Zusammensetzung: Tenormin 25/50/100: 1 Filmtablette enthält: 25/50/100 mg Atenolol. TRI-Normin 25/50: 1 Filmtablette enthält: 25/50 mg Atenolol, 12,5/25 mg Chlortalidon, 25/50 mg Hydralazinhydrochlorid. **Anwendungsgebiete:** Tenormin: Funktionelle Herzkreislaufstörungen. Tenormin 50/100 zusätzlich: Hypertonie, Angina pectoris, Herzrhythmusstörungen. TRI-Normin 25/50: Hypertonie. **Gegenanzeigen:** AV-Block 2. und 3. Grades, SA-Block, Sinusknoten-Syndrom, dekompensierte Herzinsuffizienz, Ruhepuls vor Behandlung unter 50 Schlägen/min, Spätstadien peripherer Durchblutungsstörungen, Bronchialasthma, Phäochromozytom (Therapie erst nach α-Blockade). Vorsicht bei Schwangerschaft und Stillzeit (Therapie 2–3 Tage vor dem errechneten Geburtstermin beenden oder Neugeborene 3 Tage lang auf Bradykardie und Hypotonie beobachten). Vorsicht bei schlecht eingestellten Diabetikern, bei strengem Fasten und bei metabolischer Azidose. TRI-Normin 25/50 zusätzlich: Schwere Leber- und Nierenerkrankungen, therapieresistente Hypokaliämie, Hyponatriämie, Sulfonamid- und Hydralazinüberempfindlichkeit, schwere Durchblutungsstörungen der Herzkranzgefäße. **Nebenwirkungen:** Zu Beginn der Behandlung kann es zu Müdigkeit, Schwindel, leichten Kopfschmerzen, Schwitzen und Schlafstörungen kommen; selten zu Magen-Darmbeschwerden, Muskelschwäche, Muskelkrämpfen, Hautrötungen, vermindertem Tränenfluß sowie Kribbeln und Kältegefühl in den Gliedmaßen. Vereinzelt wurden beobachtet: Atemnot bei Patienten mit Neigung zu bronchospastischen Reaktionen, orthostatische Beschwerden, Bradykardie, AV-Überleitungsstörungen, Verstärkung einer latenten Herzinsuffizienz, Claudicatio intermittens und Raynaud'schen Krankheit. In seltenen Fällen kann ein latenter Diabetes mellitus in Erscheinung treten oder ein bestehender sich verschlechtern. TRI-Normin 25/50 zusätzlich: Erniedrigung des Serumkaliumspiegels, Erhöhung des Harnsäurespiegels. Vereinzelt: photoallergisches Exanthem, Pankreatitis, Verminderung der Erythrozyten, Leukozyten und der Blutplättchen. Selten: Verstopfte Nase, Erkrankung peripherer Nerven, rheumaähnliche Gelenk- und pektanginöse Beschwerden, Fieber, Leberfunktions- und psychische Störungen (Angstzustände, Verstimmungen) sowie Lymphknotenvergrößerungen und Blutbildveränderungen. Diese Erscheinungen traten bei hoher Dosierung unter Monotherapie mit Hydralazin auf. **Dosierung:** Morgens 1 Filmtablette unzerkaut mit etwas Flüssigkeit. **Wechselwirkungen:** Verstärkung der Wirkung von Insulin und anderen Antidiabetika; bei gleichzeitiger Anwendung von Reserpin, Alpha-Methyldopa, Clonidin, Guanfacin und Nifedipin verstärkter Abfall von Herzfrequenz bzw. Blutdruck. Vorsicht bei gleichzeitiger Gabe von Antiarrhythmika und Calciumantagonisten vom Verapamiltyp (i.v.-Gabe von Calciumantagonisten vermeiden). Bei gleichzeitiger Behandlung mit Clonidin darf Clonidin erst abgesetzt werden, wenn einige Tage zuvor die Verabreichung von Tenormin bzw. der Kombinationspräparate beendet worden ist. Steigerung der kardiodepressiven Wirkung von Narkotika (Narkosearzt informieren). TRI-Normin 25/50 zusätzlich: Verstärkte Wirkung von Digitalispräparaten. Abschwächung der Wirkung von Insulin, Abschwächung der Wirkung durch Antiphlogistika (z.B. Indomethazin). Die schädigende Wirkung hoher Salicylatdosen auf das Zentralnervensystem, die kardio- und neurotoxische Wirkung von Lithium (in hohen Dosen), die Wirkung von curareähnlichen Arzneimitteln und ein Kaliumverlust durch Abführmittel sowie Kortikoide können verstärkt werden. Bei gleichzeitiger Gabe von Schlaf- und Beruhigungsmitteln (Barbiturate, Phenothiazine), Mitteln gegen depressive Verstimmungen (trizyklische Antidepressiva), Alkohol und MAO-Hemmern verstärkter Blutdruckabfall. **Hinweise:** Dosisanpassung bei Patienten mit schweren Nierenfunktionsstörungen. Tenormin bei Patienten mit koronarer Herzkrankheit nicht abrupt absetzen. Wegen der blutdrucksenkenden Wirkung kann durch individuell unterschiedliche Reaktionen die Fähigkeit zur aktiven Teilnahme am Straßenverkehr oder zum Bedienen von Maschinen beeinträchtigt werden. Dies gilt in verstärktem Maße bei Behandlungsbeginn und Präparatewechsel sowie im Zusammenwirken mit Alkohol. Gezielte Untersuchungen haben jedoch ergeben, daß eine direkte Beeinträchtigung des Reaktionsvermögens durch Tenormin nicht zu befürchten ist. **Gegenmittel:** Atropin 0,5–2,0 mg i.v., Orciprenalin i.v. bis zum Wirkungseintritt. **Handelsformen und Preise:** Tenormin 25: N1 mit 30 Filmtabletten DM 20,38; N2 mit 50 Filmtabletten DM 31,36; N3 mit 100 Filmtabletten DM 53,27. Tenormin 50: N1 mit 30 Filmtabletten DM 34,93; N2 mit 50 Filmtabletten DM 54,96; N3 mit 100 Filmtabletten DM 101,55. Tenormin 100: N1 mit 30 Filmtabletten DM 56,12; N2 mit 50 Filmtabletten DM 85,49; N3 mit 100 Filmtabletten DM 152,99. TRI-Normin 25: N1 mit 30 Filmtabletten DM 37,15; N2 mit 50 Filmtabletten DM 56,72; N3 mit 100 Filmtabletten DM 100,86. TRI-Normin 50: N1 mit 30 Filmtabletten DM 47,20; N2 mit 50 Filmtabletten DM 71,59; N3 mit 100 Filmtabletten DM 128,38. Anstaltspackungen. (Stand August 1988). **Vertrieb:** ICI Pharma, 6831 Plankstadt b. Heidelberg

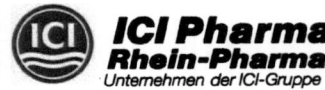

Klima-Arten in der Praxis   Anmerkungen

1. **Sozialklima**	Betriebsklima, aber auch Klima der Kommunikation zwischen Personal und Patienten, Arzt-Patienten
2. **Formklima**	Es besagt, wie die Formen, Muster, Dimensionen der Räume und Gegenstände in der Praxis auf Menschen wirken
3. **Materialklima**	Die von den Bau- und Werkstoffen ausgehenden Reize (physikalische, chemische, mentale, ästhetische usw.)
4. **Farbklima**	Die physiologischen, psychologischen und ästhetischen Wirkungen der Farben (Wände, Türen, Möbel, Geräte usw.)
5. **Lichtklima**	Helligkeiten, Kontraste, Licht-Temperatur, Tages- und Kunstlicht-Mischungen, Lichtquellen, usw.
6. **Luftklima**	Luftströmungen, Luftqualität, Luftfeuchte
7. **Wärmeklima**	Art der Heizkörper, Temperaturverteilung im Raum
8. **Duftklima**	Spezifische Gerüche („Es riecht hier immer so nach Krankheit, nach Medizin, nach Hygiene …")
9. **Geräuschklima**	Spezifische, durch Geräte und Behandlungen entstehende Geräusche, Stimmen, Trittschall, Geräusche von draußen usw.
10. **Elektroklima**	Elektrische Felder in den Räumen/Leitungen, Geräte, Bodenbeläge aus Chemiefasern usw.

PRAXIS.CI

Einige Praxis-Planungs-Punkte

Was man zuerst bedenken sollte:

1. Minimum an Zeitverlust für Arzt und Personal (Wegeoptimierung).
2. Minimum an Belastung für die Patienten (Streßabbau, Praxis-Verständlichkeit).
3. Maximum an Harmonie (Proportionen, Farben, Materialien, Akustik usw.).
4. Optimum an Individualität (der einzigartige Praxis-Stil).
5. Optimum an Hygiene.

Was bei fast allen Praxen ideal wäre:

1. Wenn der Empfang zentraler Ort der Praxis wäre. Von hier aus sollten die Praxisabläufe stets überschaubar sein.

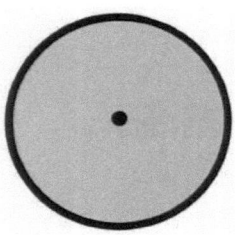

2. Wenn das Wartezimmer an einem peripheren Ort der Praxis läge und ein geschlossener Raum mit nur einer Tür wäre. (Von hier aus sollten Praxisabläufe nicht kontrollierbar sein.)

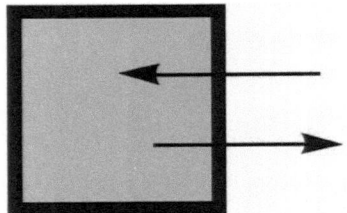

3. Wenn der Arzt zwei Sprechzimmer hätte. Das erbringt erheblichen Zeitgewinn und baut Streß bei den Patienten ab. Zwischen den beiden Sprechzimmern sollte eine technische Zone liegen.

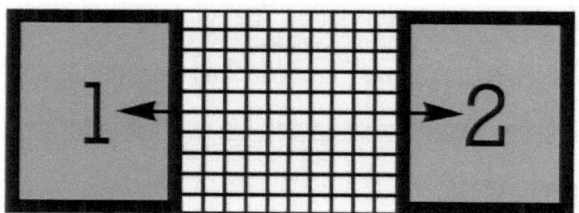

4. Wenn der Rückweg der behandelten Patienten nicht durchs Wartezimmer führte.

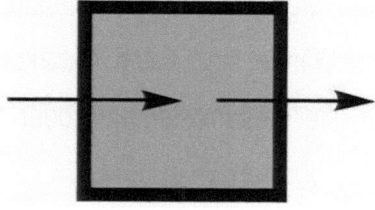

5. Wenn die Garderobe der Patienten nicht im Wartezimmer, sondern im Sichtbereich des Empfangs läge.

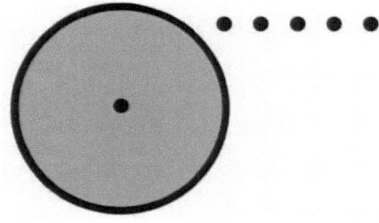

6. Wenn der Empfang, das Büro und der Personalraum eine Einheit bildeten, und Tageslicht hätten.

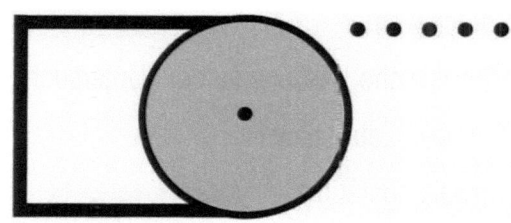

7. Wenn das Labor neben dem Patienten-WC läge (Urindurchreiche!).

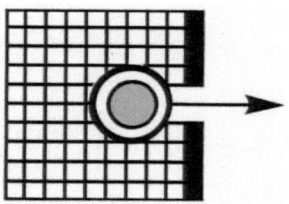

PRAXIS_CI

Es gibt sieben funktionale Zonen in der Praxis:

1. Sprechzimmer
2. Medizinische Aktionsräume (Untersuchung, Therapie, Labor usw.)
3. Verwaltungsräume (Empfang, Büro, Archiv usw.)
4. Wartezimmer
5. Sanitärbereich
6. Sozialräume (für das Personal)
7. Flure.

Die Größe und Zuordnung dieser Zonen bestimmen u.a. den Stil der Praxis und geben ihr ihre unverwechselbare Identität.

Es gibt keine universal-ideale Praxisgestalt für alle Ärzte zugleich. Für jeden Arzt gibt es immer nur die eine, auf seine Persönlichkeit bezogene, einmalige, ideale Praxisgestalt, da ja auch jeder Arzt einmalig ist.

Seine Praxis kann man sich nicht nach den Prinzipien des Goldenen Schnitts aussuchen. Aber man kann eine vorgefundene Raumstruktur danach verändern. Wände sind keine Naturkonstanten! Man kann sie niederreißen und/oder neu aufrichten.

Die Fachrichtung drückt der Praxisgestalt ihren Stempel auf. Dazu fünf Beispiele aus „Rationelle Praxisorganisation" von R.R. Wolff (14).

Fachrichtung	Sprechzimmer	Medizin. Aktionsräume	Wartezimmer
	in % zur Praxis-Gesamtfläche = 100%		
Allgemeinarzt (Kompaktpraxis)	24	34	11
Allgemeinarzt (Großpraxis)	24	25	12
Internist	17	34	7
Gynäkologe	11	44	9
HNO-Arzt	5	54	9

Anmerkung: Die Daten wurden aus den bei Wolff angegebenen Praxis-Grundrissen berechnet. Die Differenz zu 100% ergibt sich dadurch, daß Verwaltungsräume, Sozialräume, Sanitärbereich und Flure in der Tabelle nicht enthalten sind.

PRAXIS.CI

6. ABSCHNITT

Praxis-Tournee

Auf den nun folgenden Seiten sehen Sie Fotos einiger Praxen aus neuerer Zeit. Wir beginnen die Darstellungen mit dem Eingang, dem Empfang und enden am zentralen Ort der Praxis, dem Schreibtisch des Arztes. Funktionsräume werden in diesem Buch nicht gezeigt.

Die Fotos entstanden in Praxen sehr unterschiedlicher Standorte. Die ländliche Praxis ist ebenso dabei wie die Praxis der industriellen Großstadt. Was vielleicht am meisten auffällt ist die Nichtidentifizierbarkeit des Praxis-Standortes. Fast hat es sogar den Anschein, daß die ländliche Praxis etwas eleganter und avantgardistischer eingerichtet ist als die im größeren Ballungsraum. Charakteristisch für alle hier gezeigten Praxen ist die persönliche Handschrift des Arztes. Viele Praxen sind nach eigenen Entwürfen der Ärzte eingerichtet worden, mitunter sogar nach präzisen Definitionen von Farbgebung und Materialauswahl. Auffallend ist, daß es die „typische Arztpraxis" nicht gibt. Jeder Arzt versucht den Stil seiner Praxis seinen eigenen Vorstellungen anzupassen. Und das geht bis zu Details wie etwa der Auswahl von Lichtschaltern.

Besondere Aufmerksamkeit schenken Ärzte den Bildern, die ihre Praxisräume schmücken. Hierbei kann sich der persönliche Geschmack und die „Botschaft an den Patienten" am markantesten äußern. Das Aushängen von Originalen, von sorgfältig ausgewählten Bilder-Storys, ist typisch für die junge Praxis. Mit billigen Kalenderblättern oder Postern gibt man sich nicht mehr so zufrieden, wie es in früheren Praxis-Generationen üblich war.

Junge Ärzte haben Sinn für Material und Komposition von Farbeffekten. Sie wollen nicht nur dekorieren, sie wollen kommunizieren. Denkbar ist die Nutzung des Wartezimmers als Ort kultureller Begegnung, nicht als Schmerz-Wartungsanstalt, das ist der Trend.

1

Abb. Seite	Praxisart	Gründungsjahr	Standort
56–57	Badearzt	1983	K
58–59	Neurologe und Psychiater	1985	M
60–61	Allgemeinmedizin	1983	L
62–63, 64–65	Intern. Gemeinschaftspraxis	1986	M
66–67	Allgemeinmedizin	1985	L
68–69	Allgemeinmedizin	1985	M
70–71, 72–73	Allgemeinmedizin	1983	L
74–75	Internist	1985	K
76–77	Gynäkologe	1985	M
78–79	Allgemeinmedizin	1985	M
80–81	Badearzt	1983	K
82–83, 84–85	Internist	1983	K
86–87	Internist	1985	G
88–89	Allgemeinmedizin	1985	L
90–91	Allgemeinmedizin	1987	M
92–93	Allgemeinmedizin	1985	L
94–95	Internist	1981	L
96–97	Sportarzt	1984	M
98–99	Internist und Psychotherapeut	1983	M

Abkürzungen: L = Ländlicher Standort   M = Mittelstadt
K = Kleinstadt   G = Großstadt

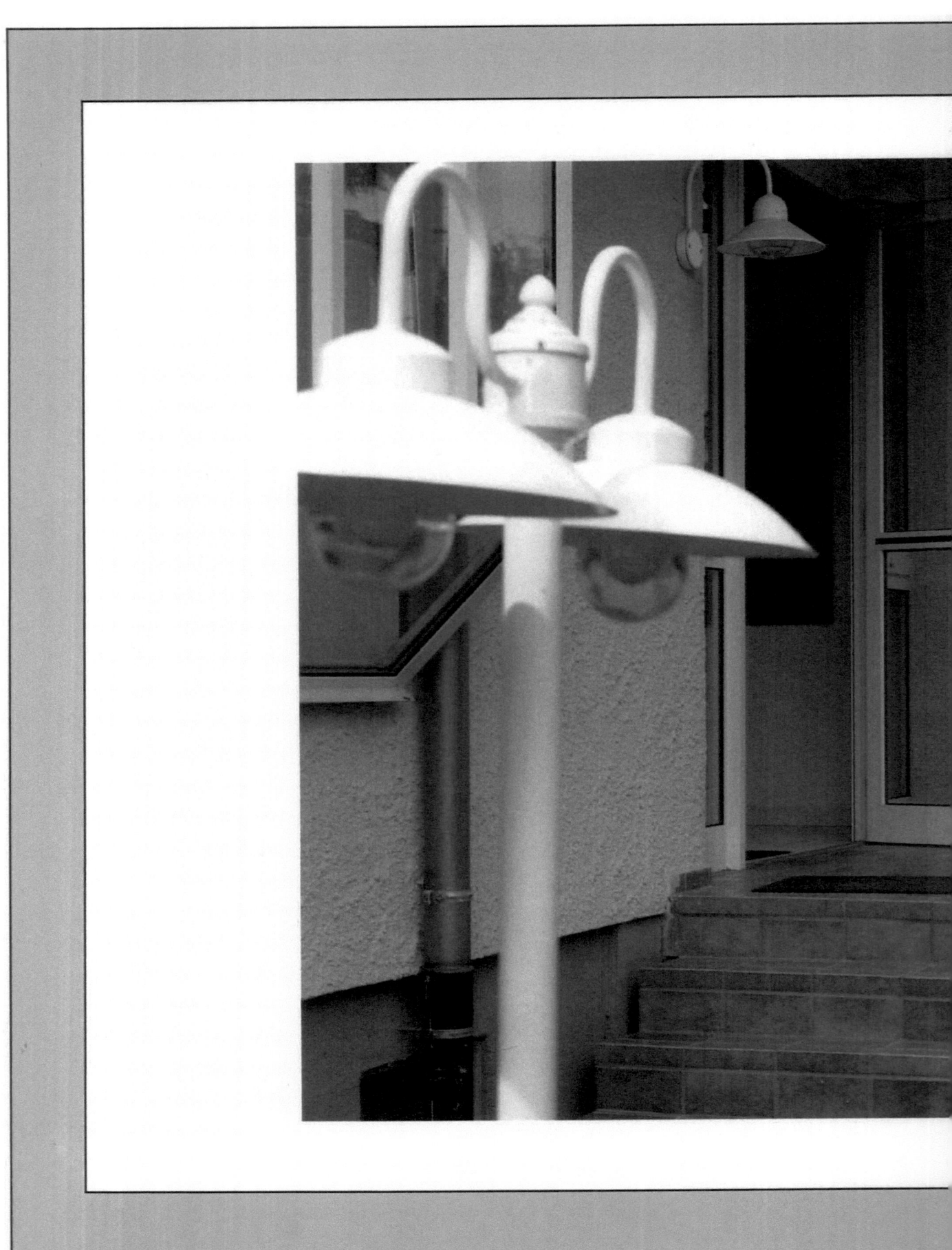

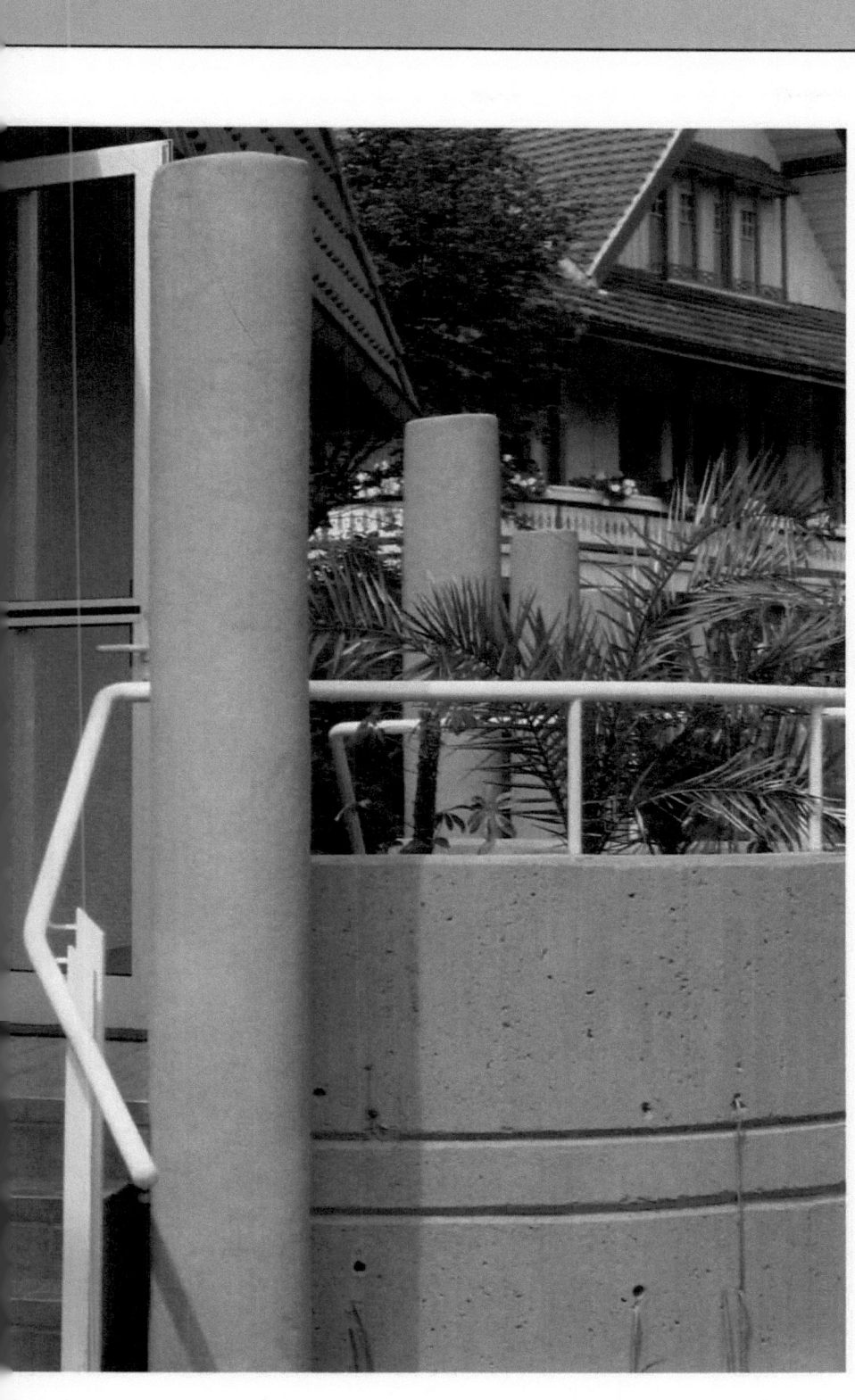

Von einladender Geste: Aufgang zur Praxis eines Badearztes.

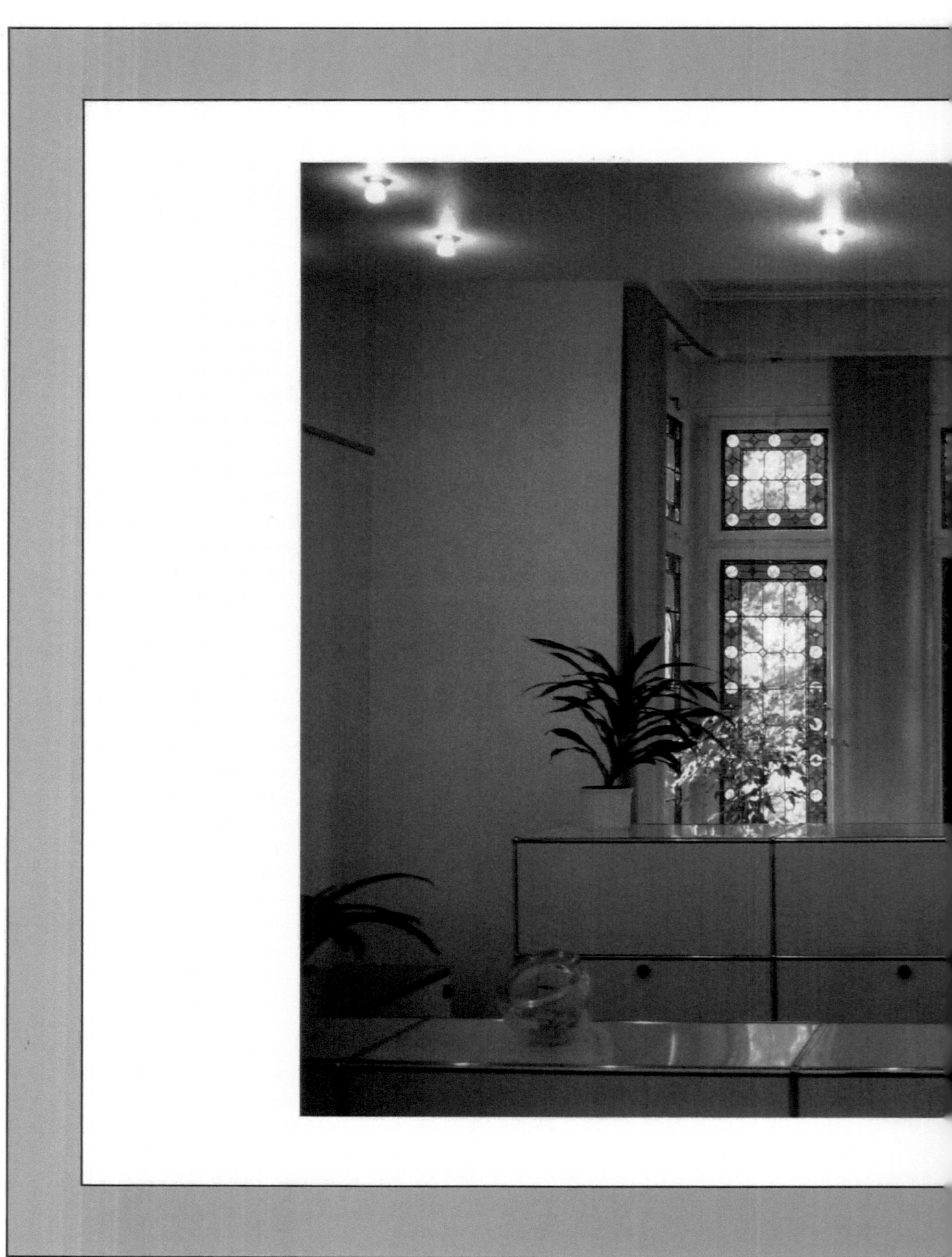

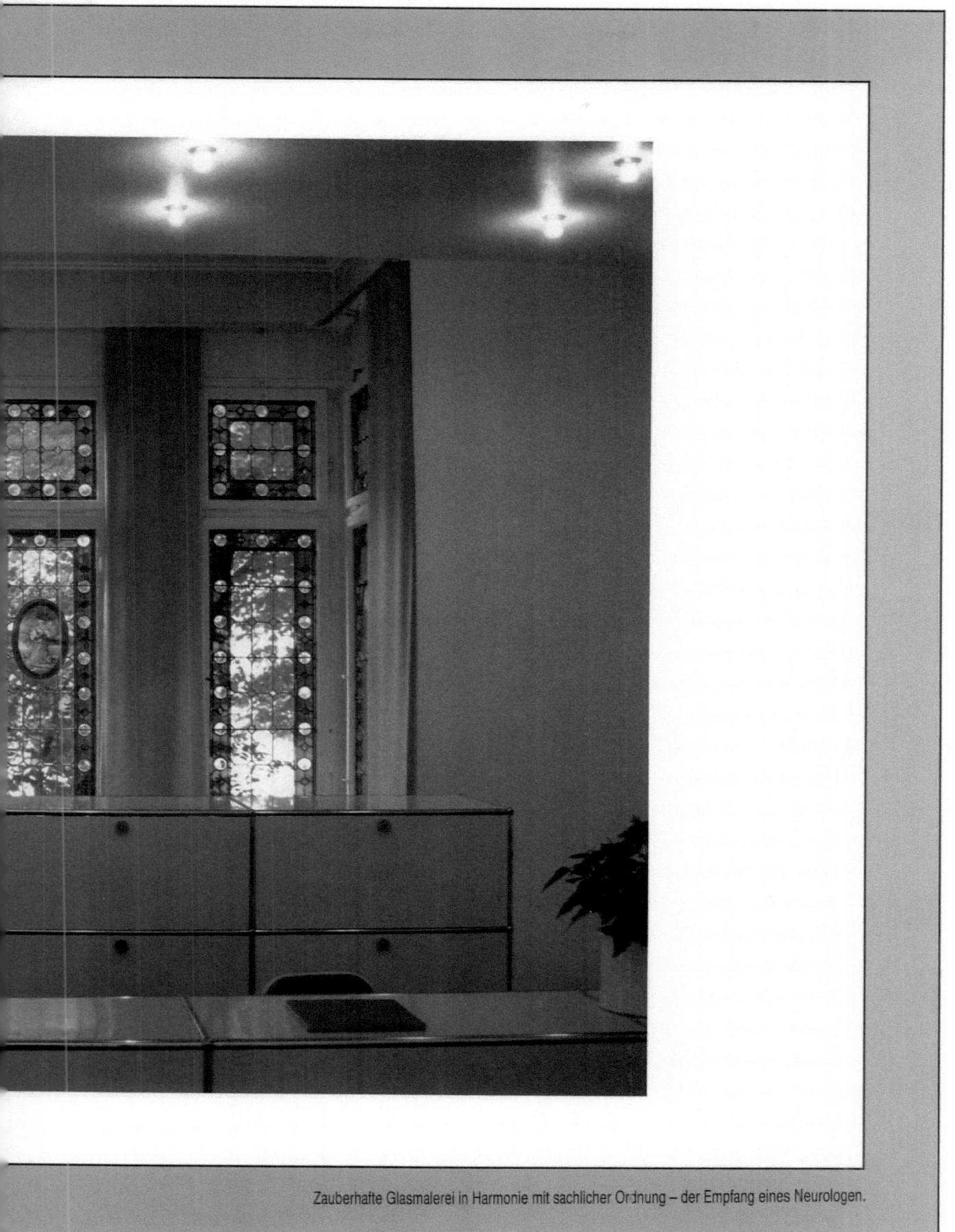

Zauberhafte Glasmalerei in Harmonie mit sachlicher Ordnung – der Empfang eines Neurologen.

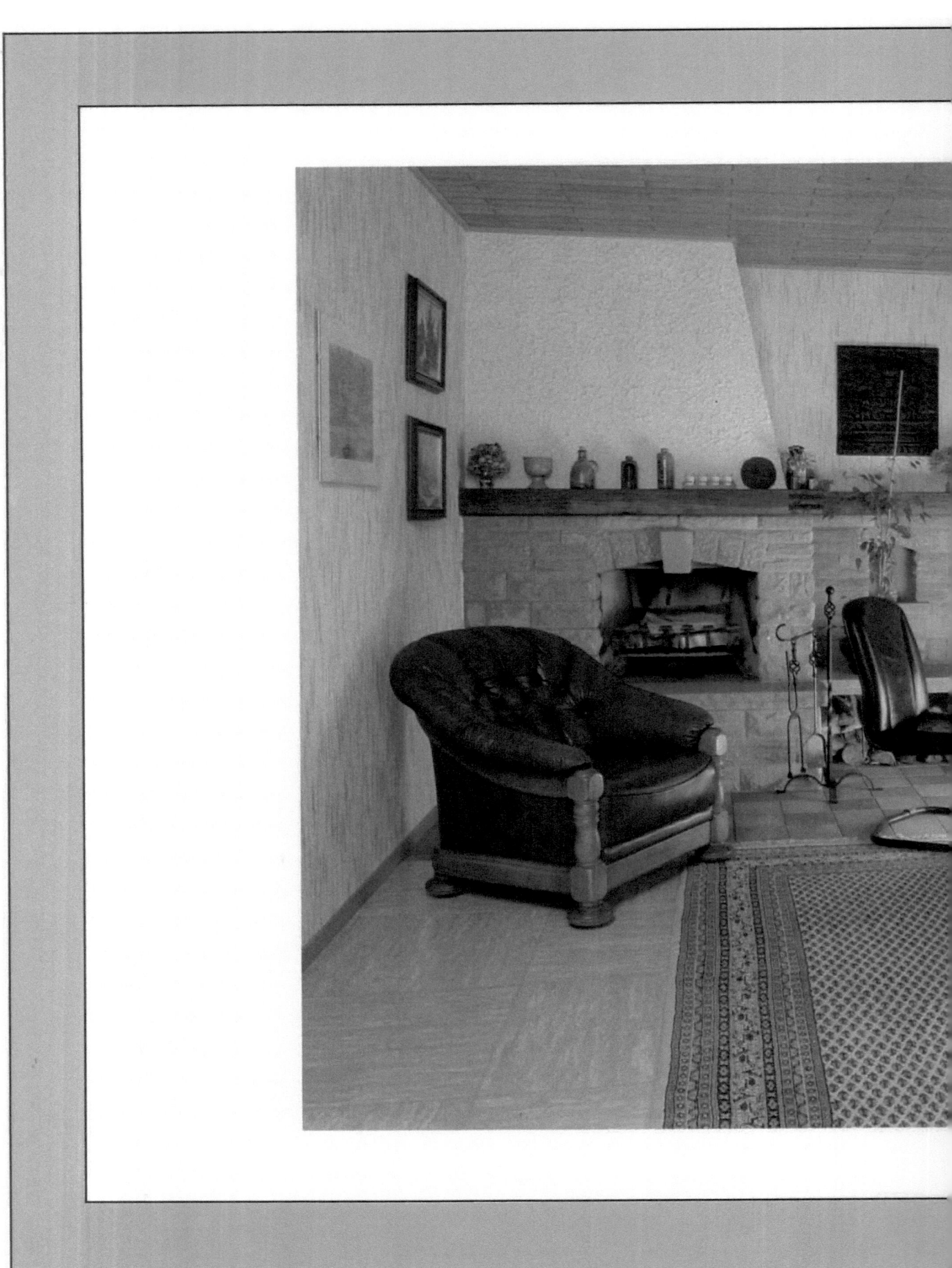

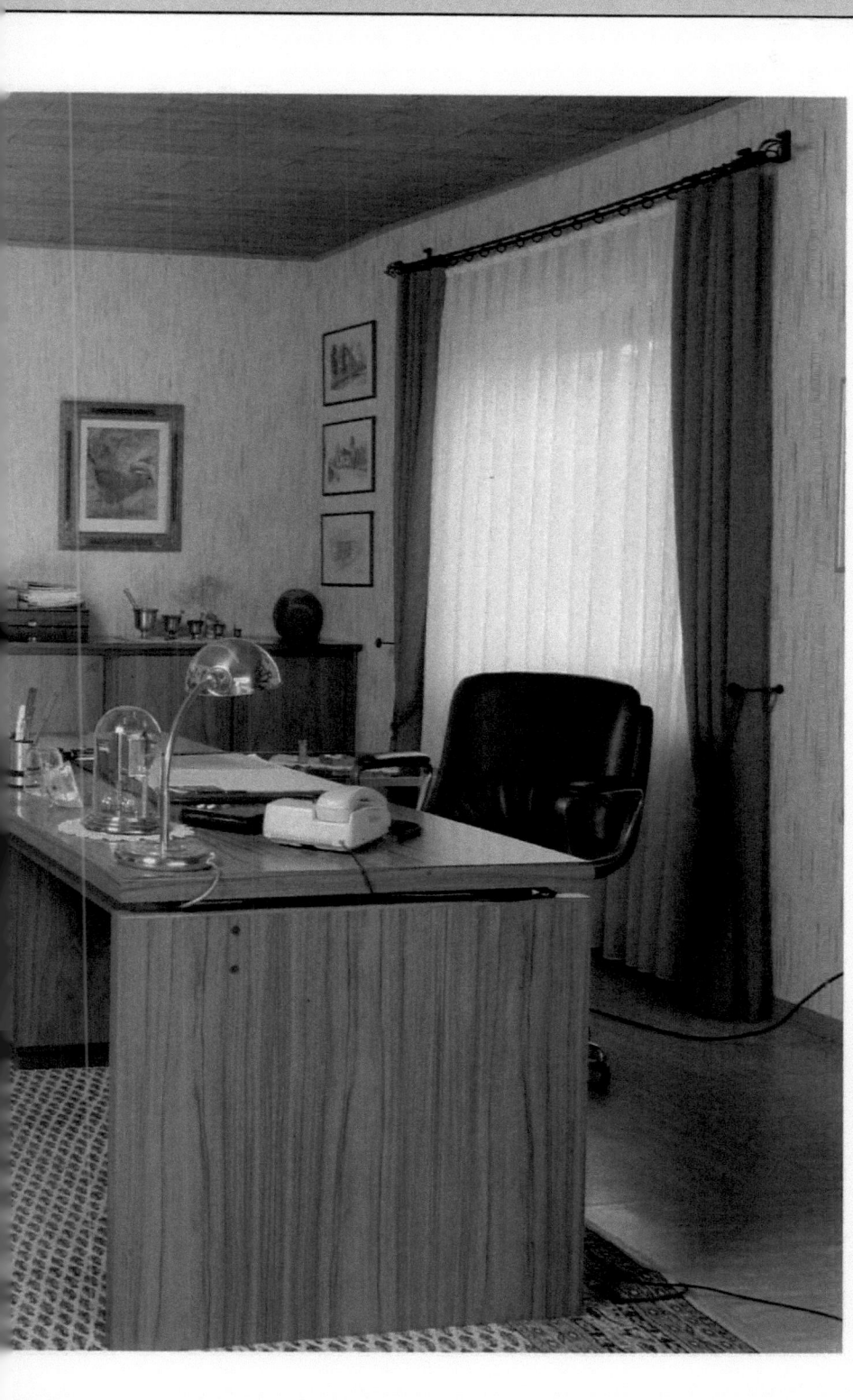

Im Ambiente dieses Sprechzimmers spiegelt sich die kulturelle und künstlerische Persönlichkeit des Arztes wider.
Hier fühlt sich der Patient im wahrsten Sinne des Wortes „wie Zuhause".

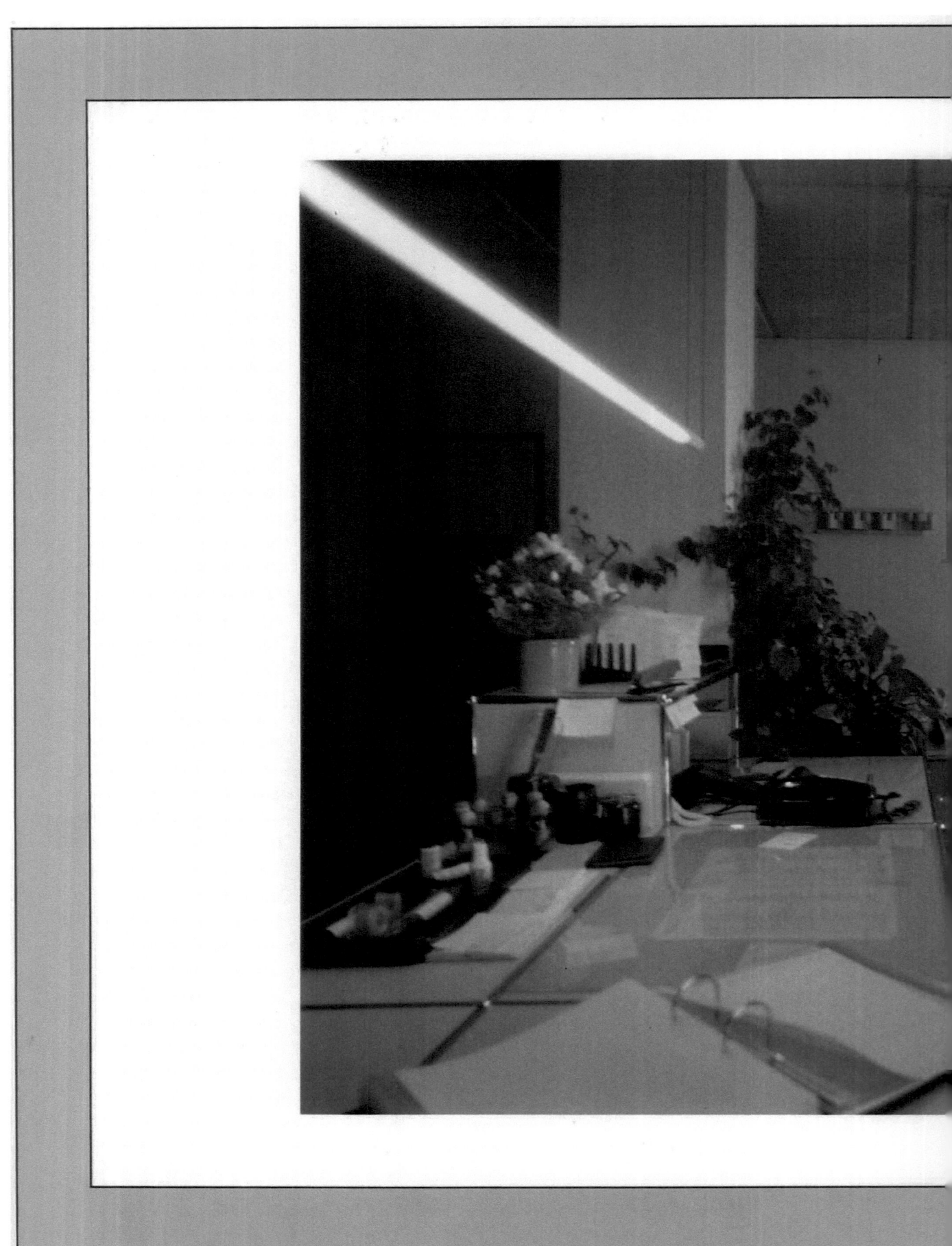

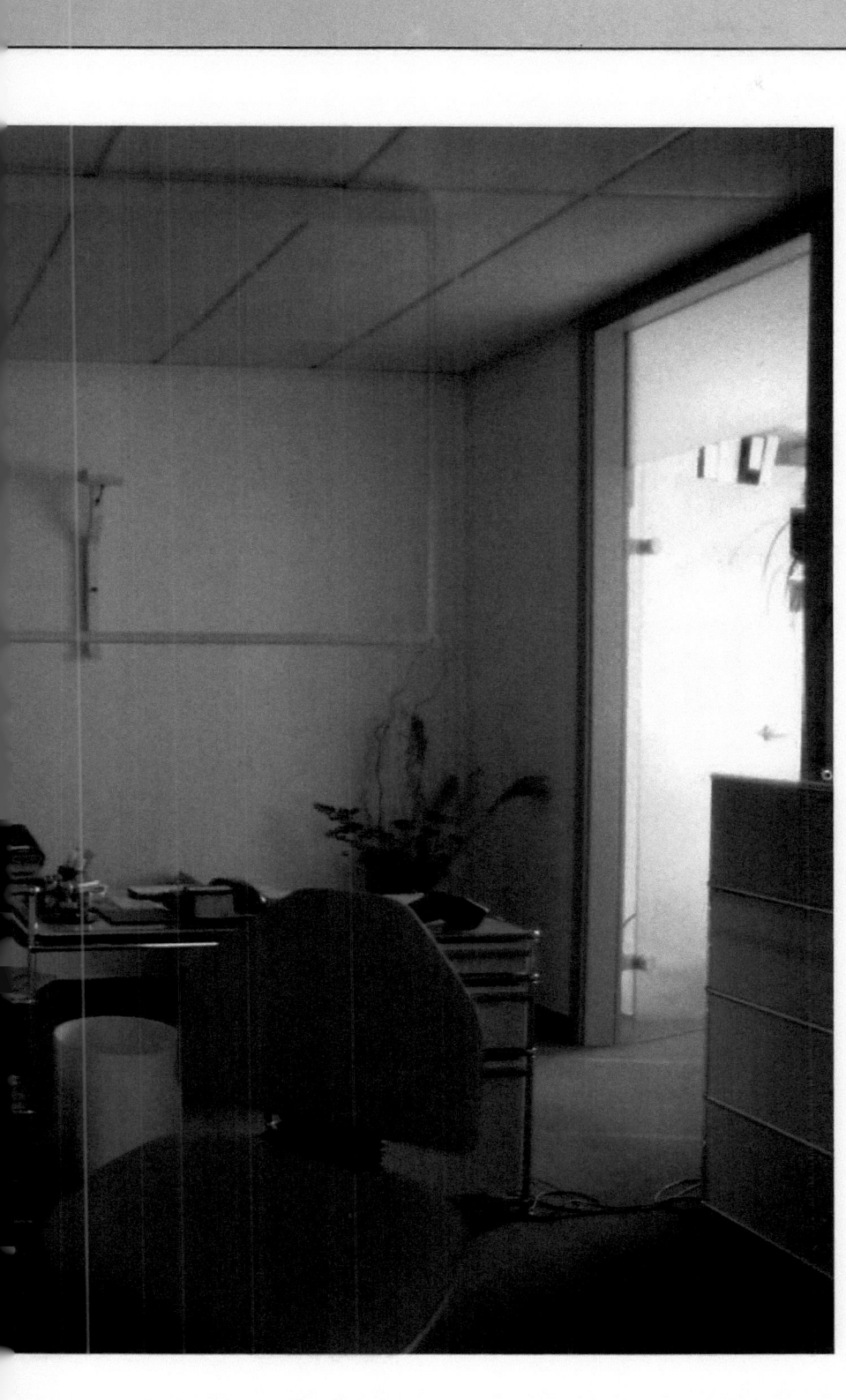
Der Empfang in einer internistischen Gemeinschaftspraxis …

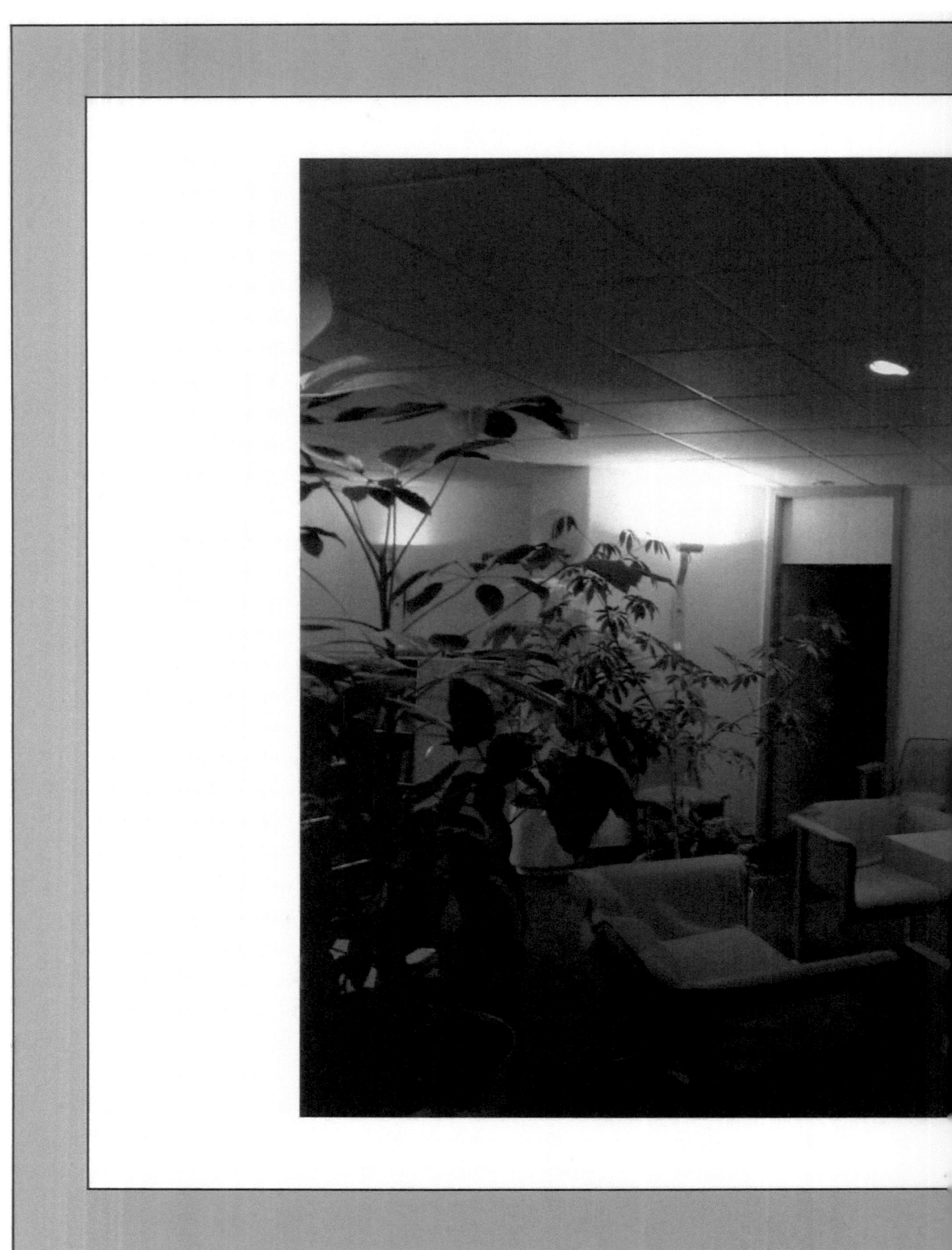

... ist organisch mit der Wartezone vereint.

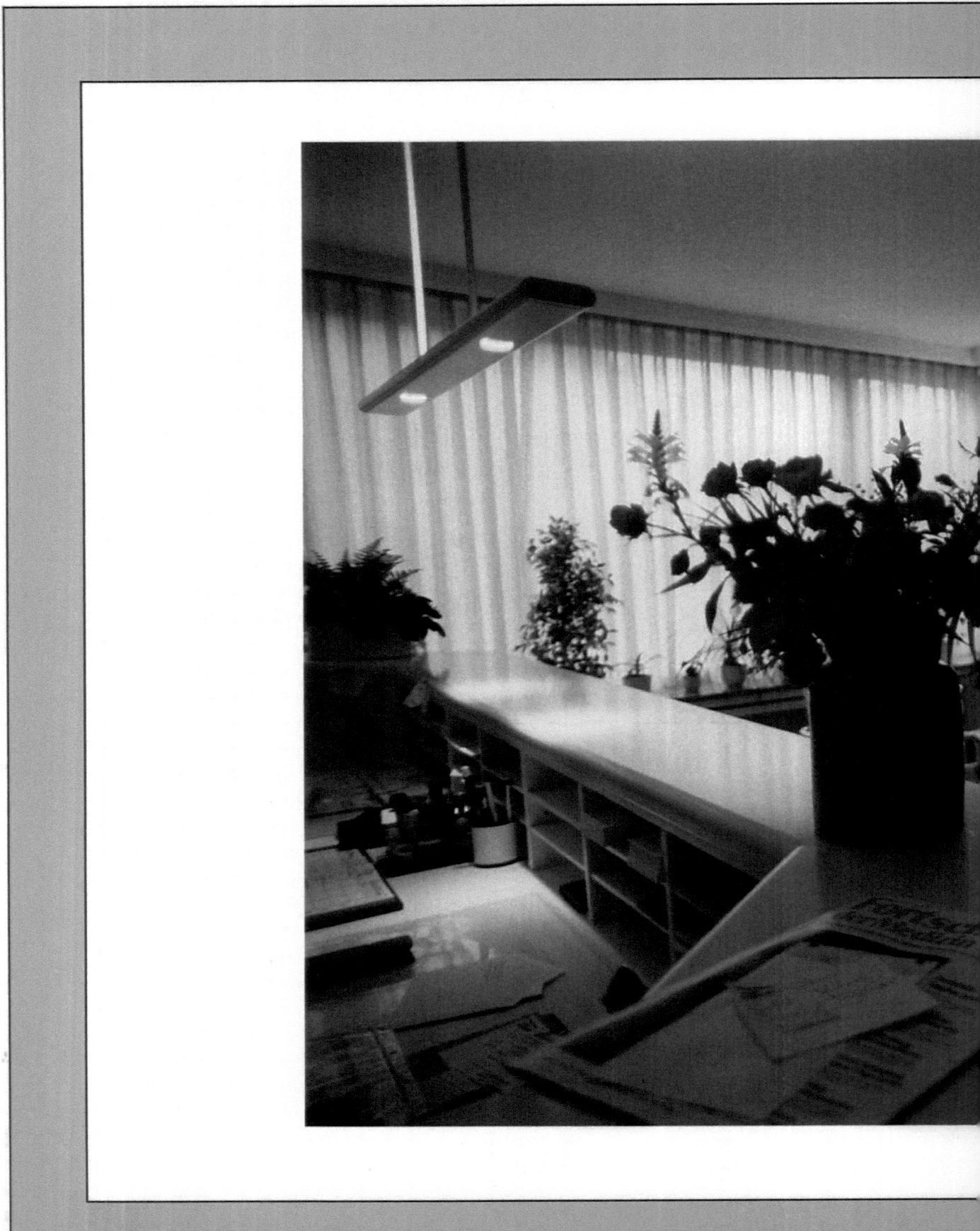

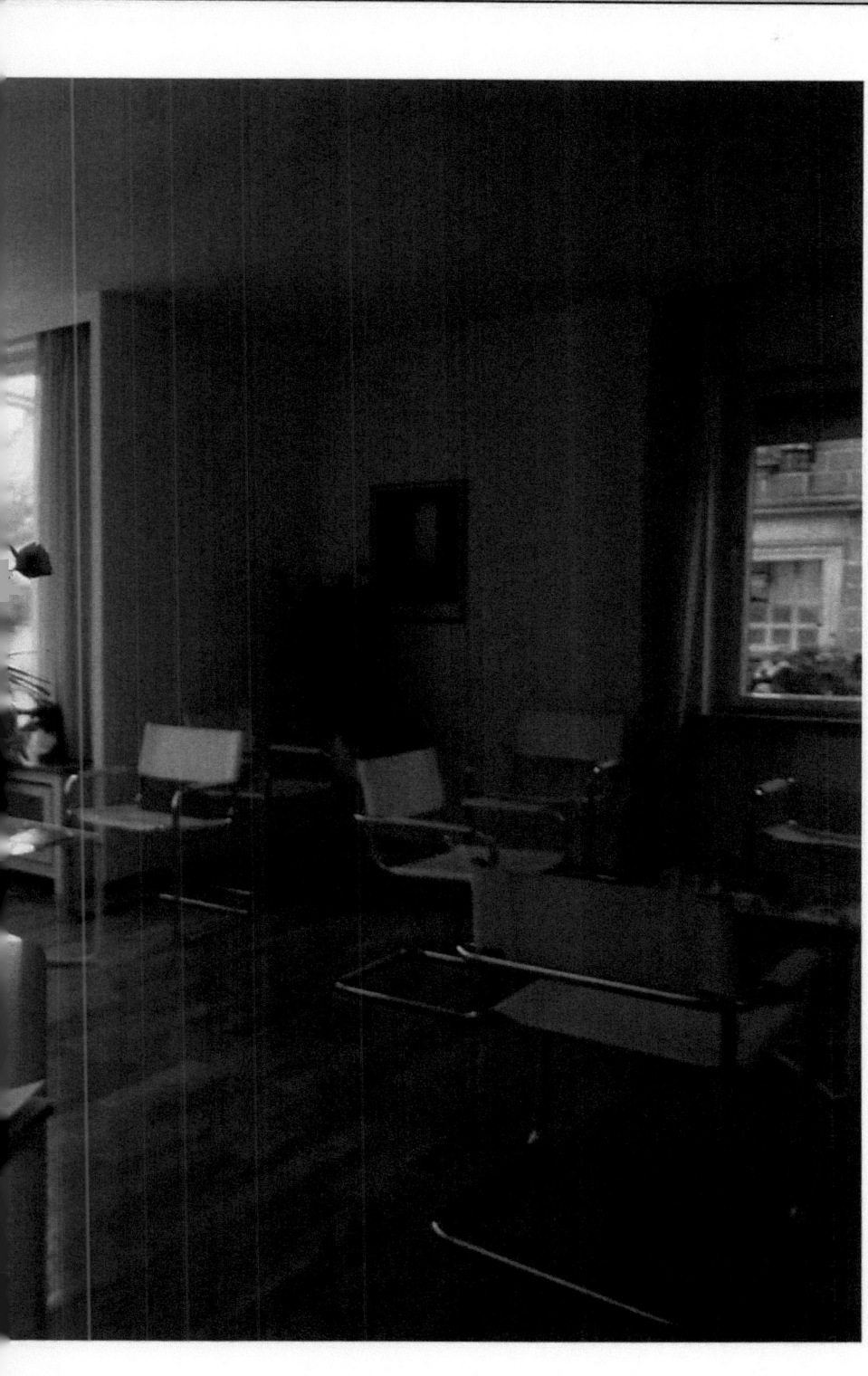

Die Landärztin empfängt ihre Patienten in lichter, freundlicher Atmosphäre.

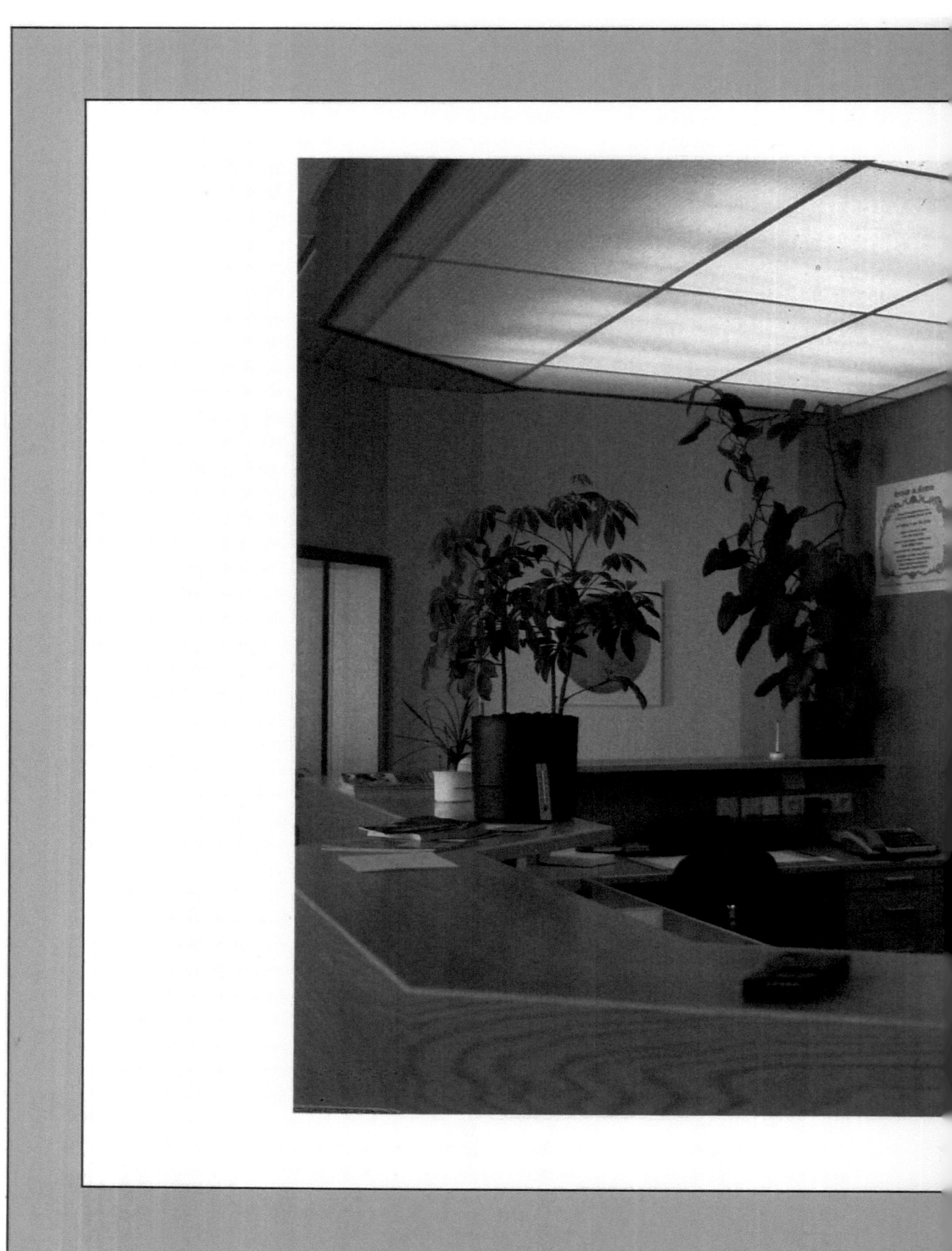

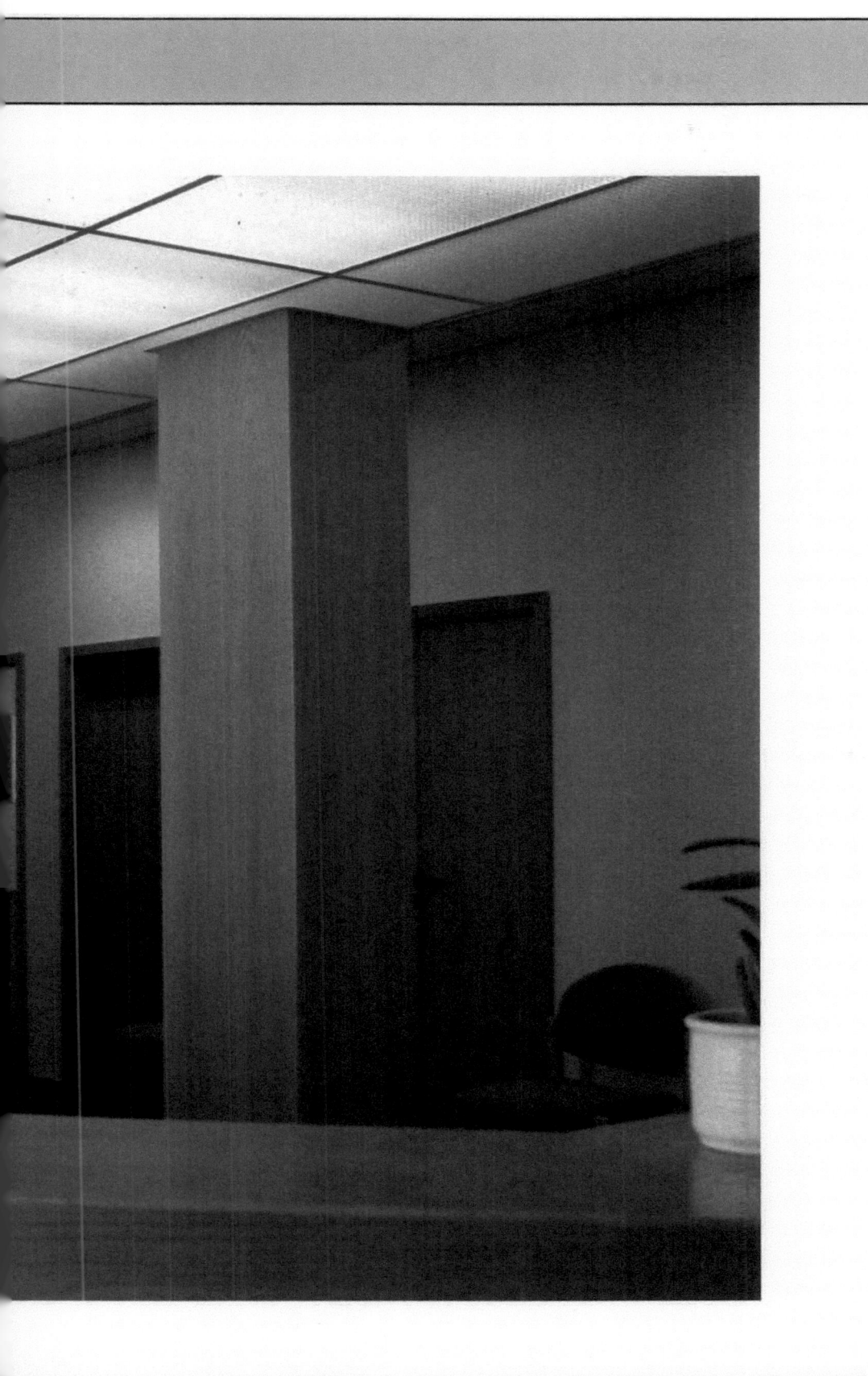

Nach eigenen Entwürfen des jungen Arztes wurde ein früheres Selbstbedienungsgeschäft in eine Praxis von Persönlichkeit verwandelt.
Die naturhafte Möblierung des Empfangs schafft eine Atmosphäre, die den Patienten gefällt.

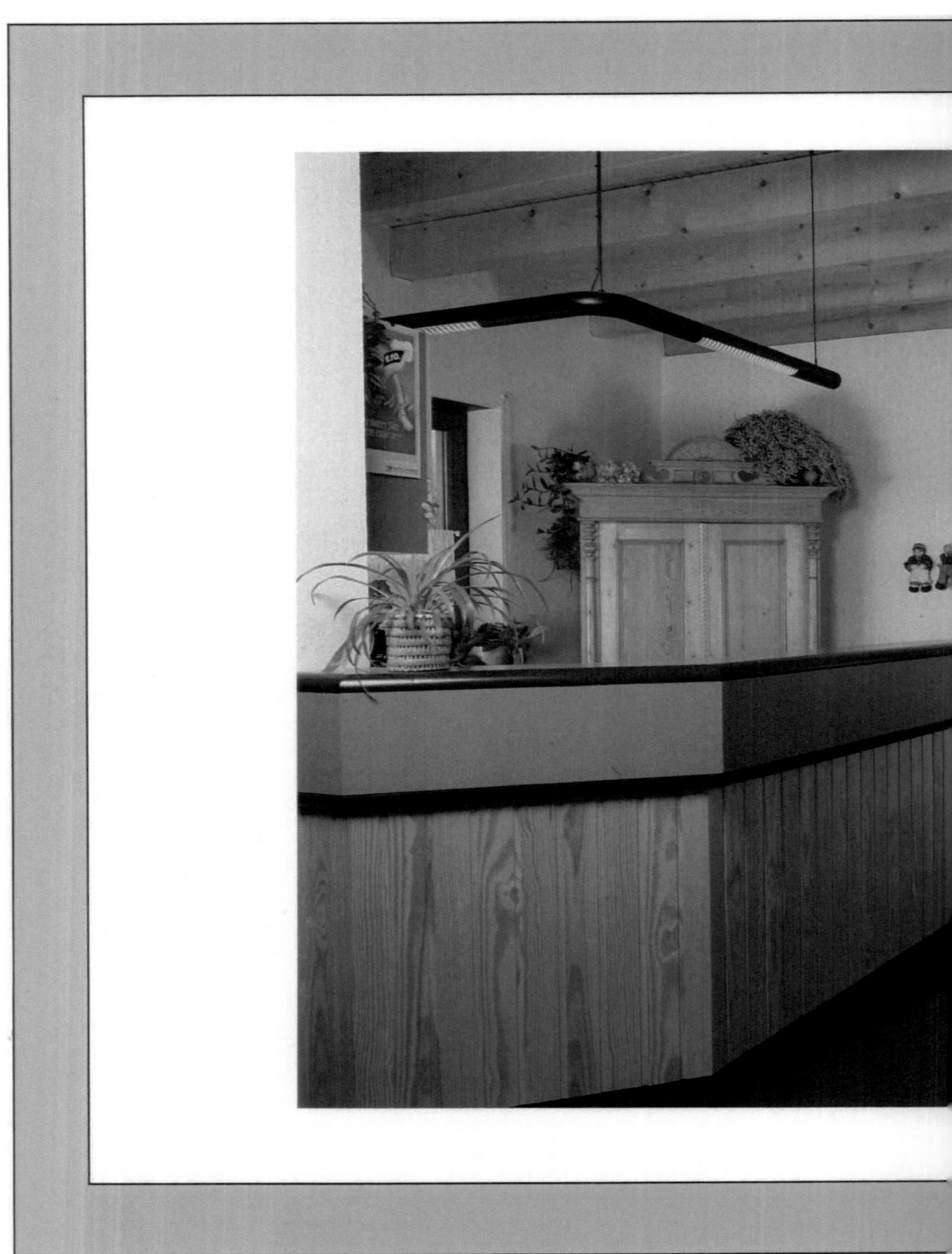

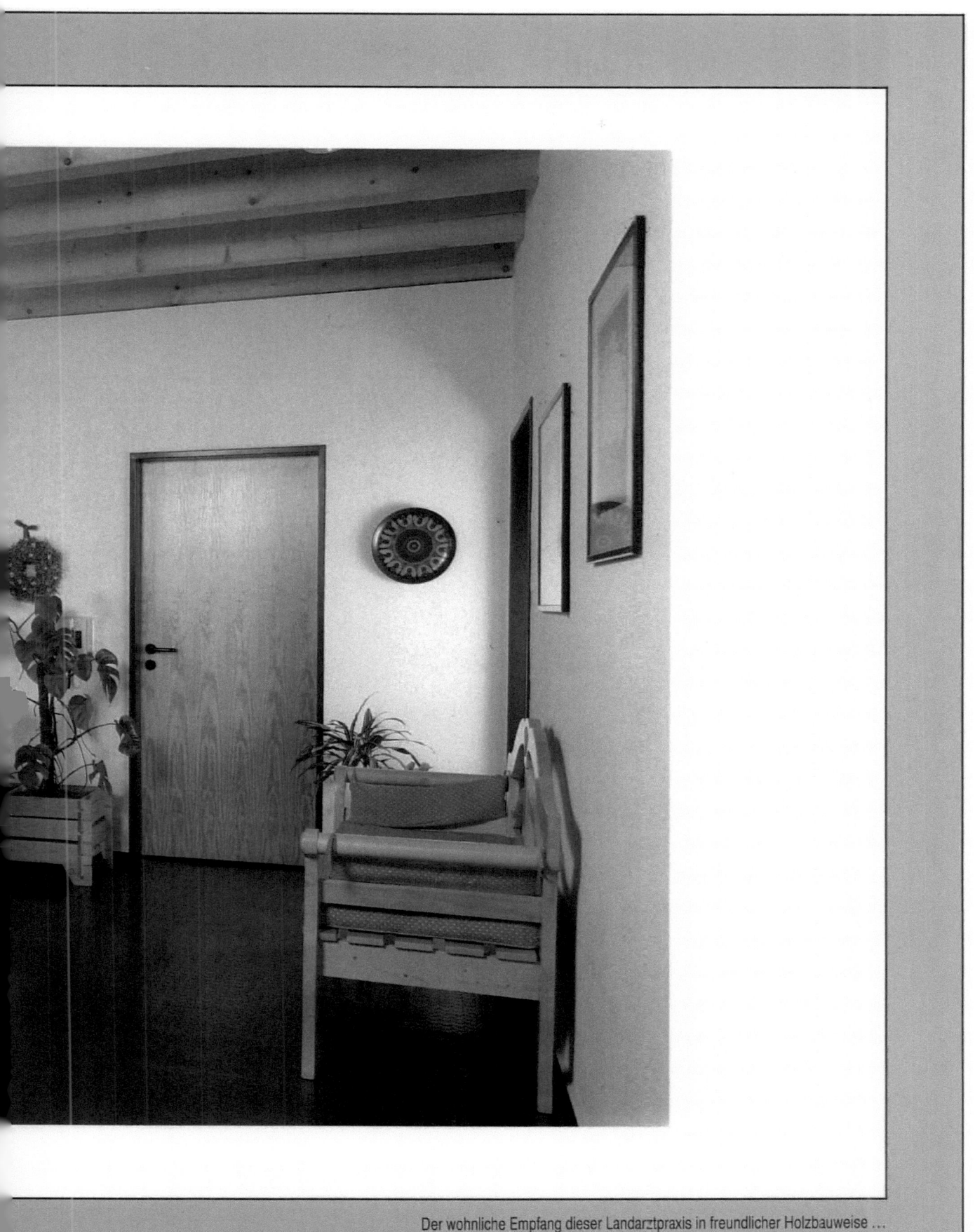
Der wohnliche Empfang dieser Landarztpraxis in freundlicher Holzbauweise ...

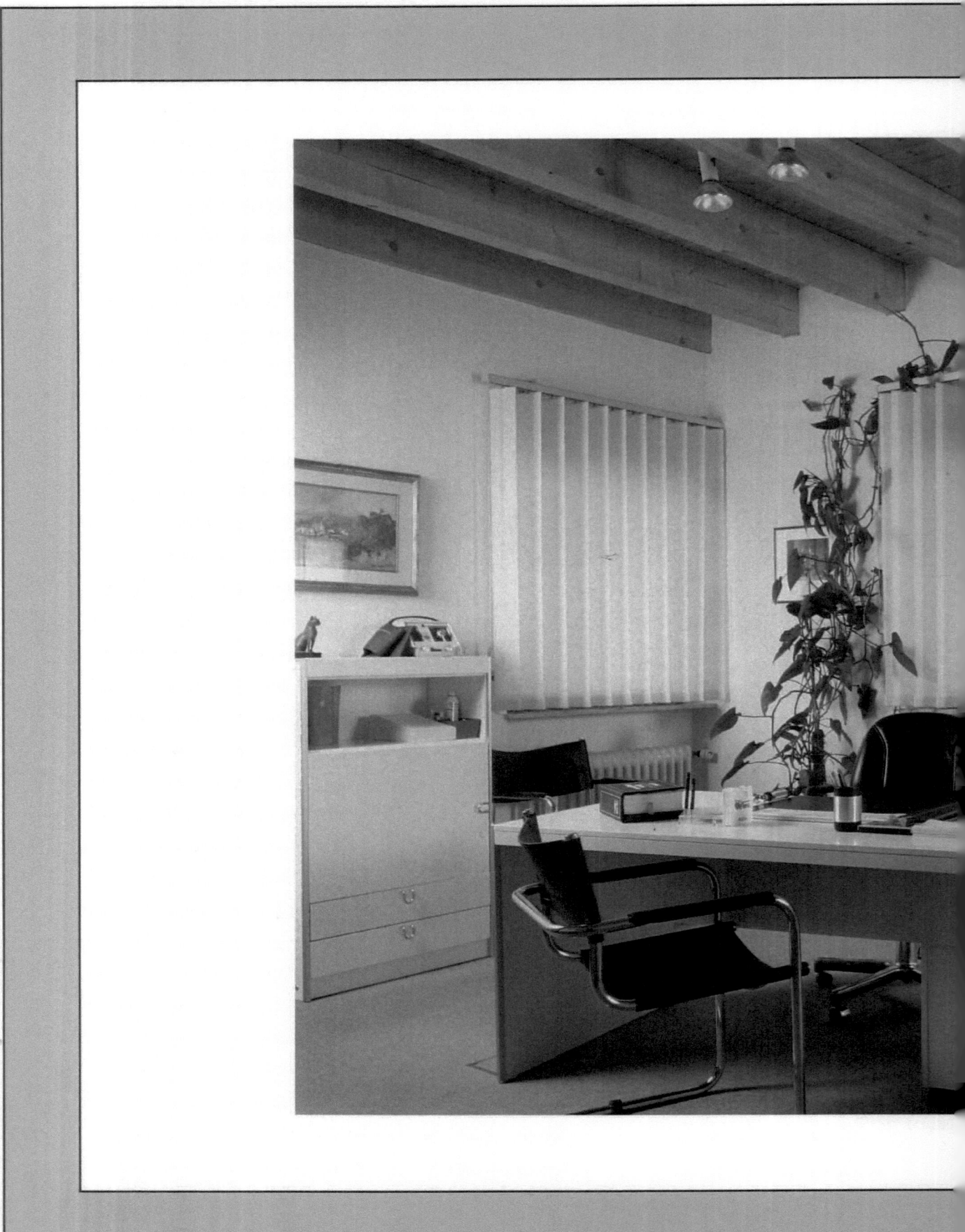

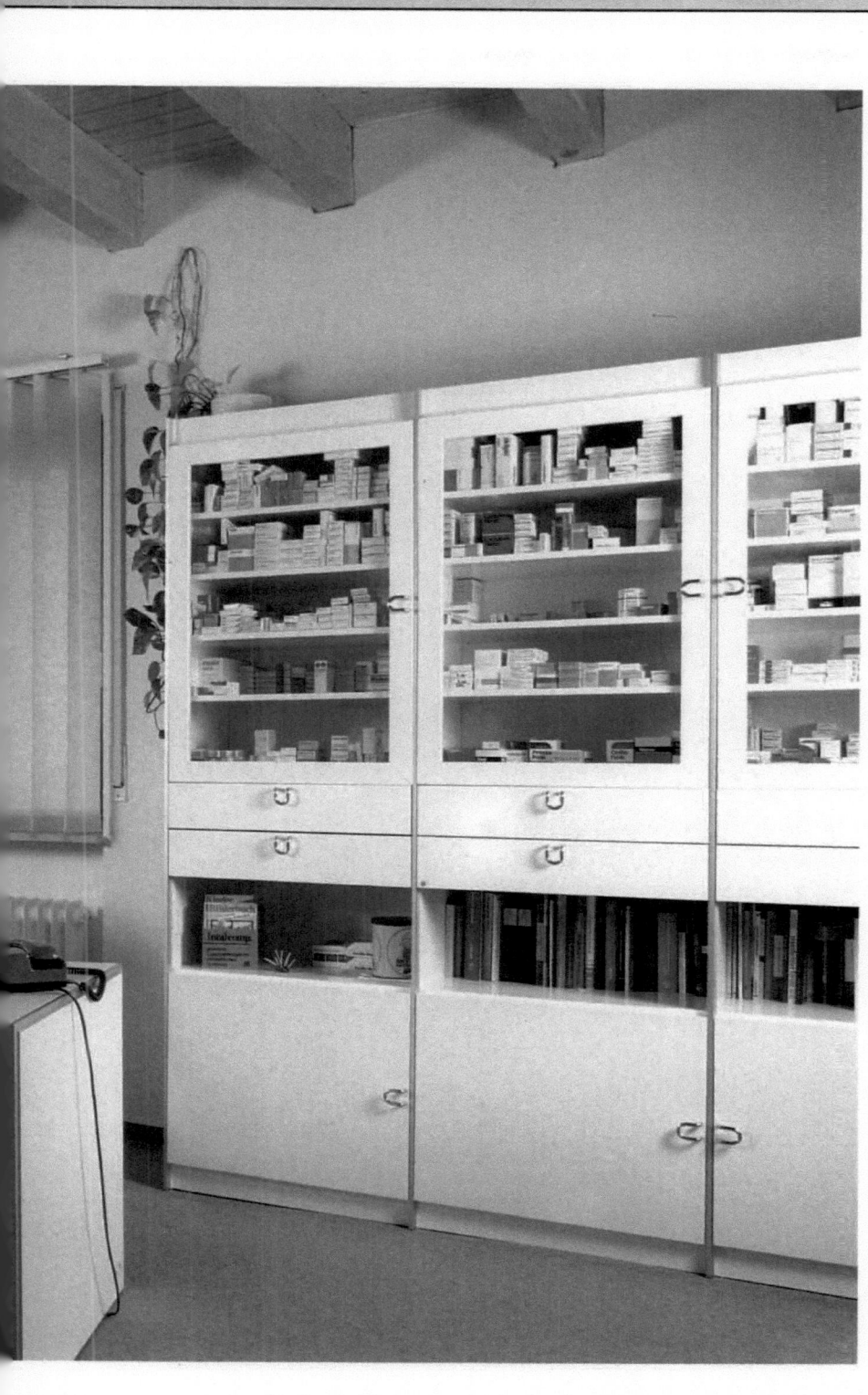

... und in derselben Praxis das modern eingerichtete Sprechzimmer in weißem Schleiflack ergeben eine individuelle Kombination von Gemütlichkeit und Fortschritt.

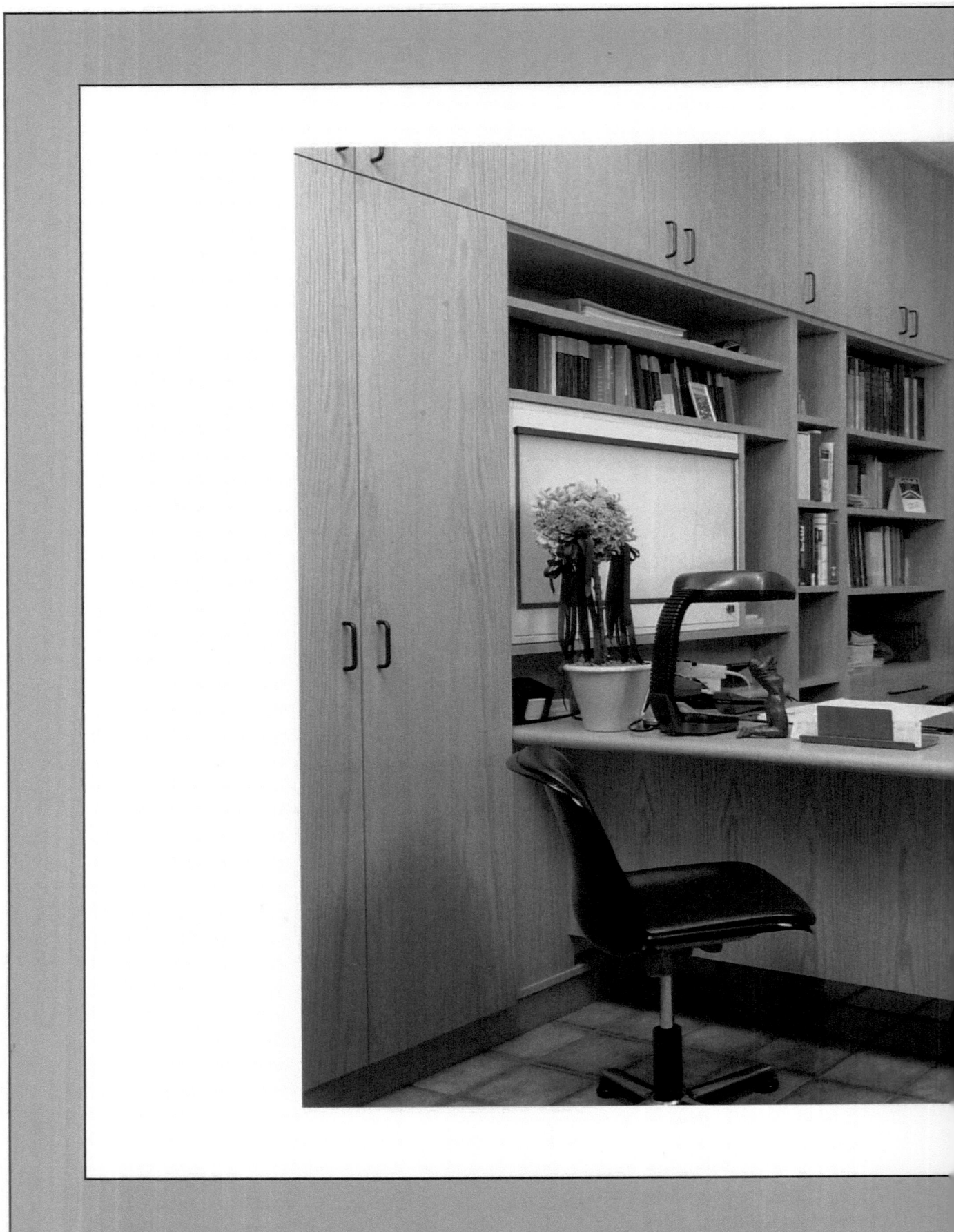

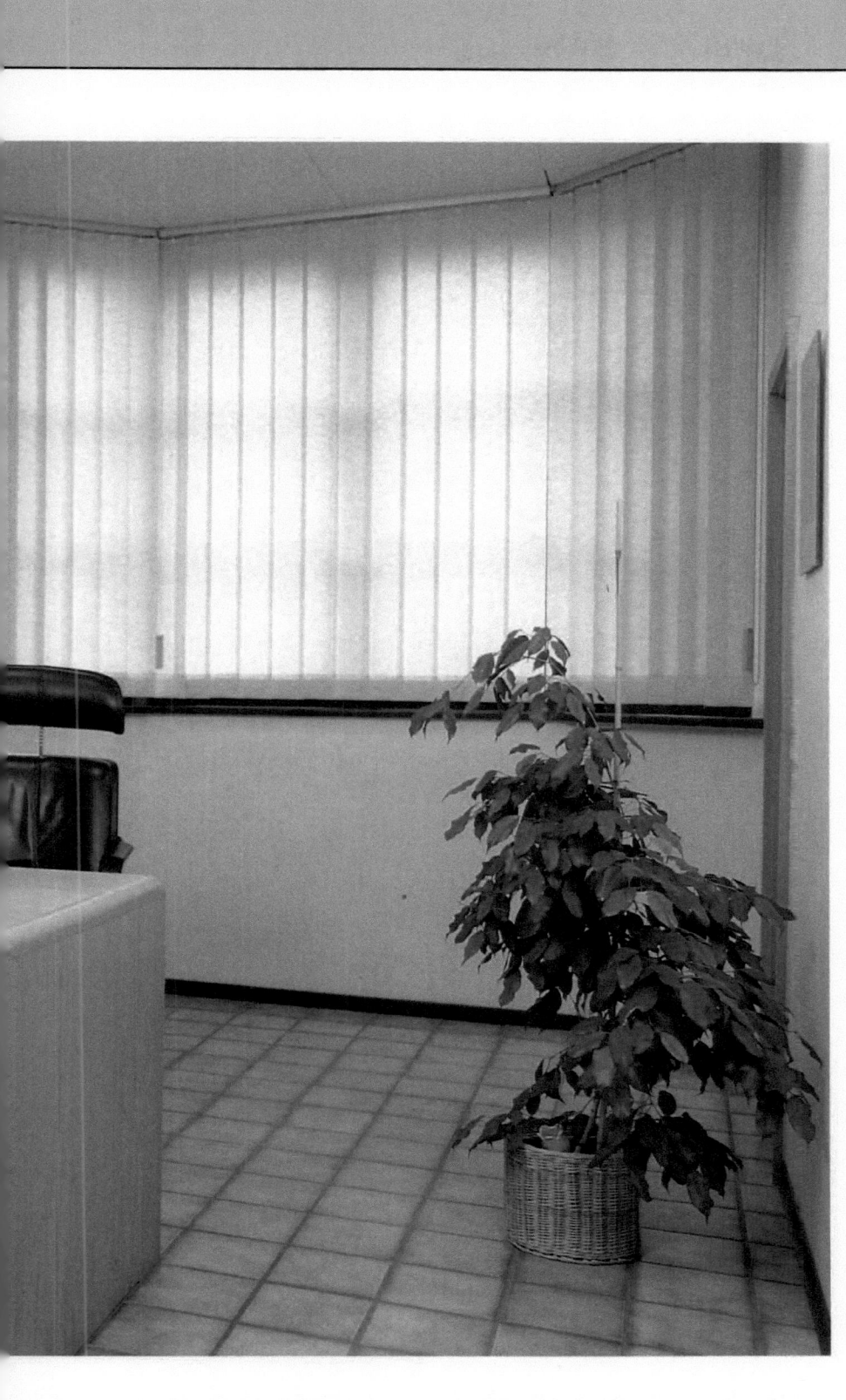

Ohne Zierde doch nicht schmucklos, prägnant doch nicht karg, mit Sinn für Material und Funktion ist diese Praxis von ihrem Inhaber selbst entworfen worden.

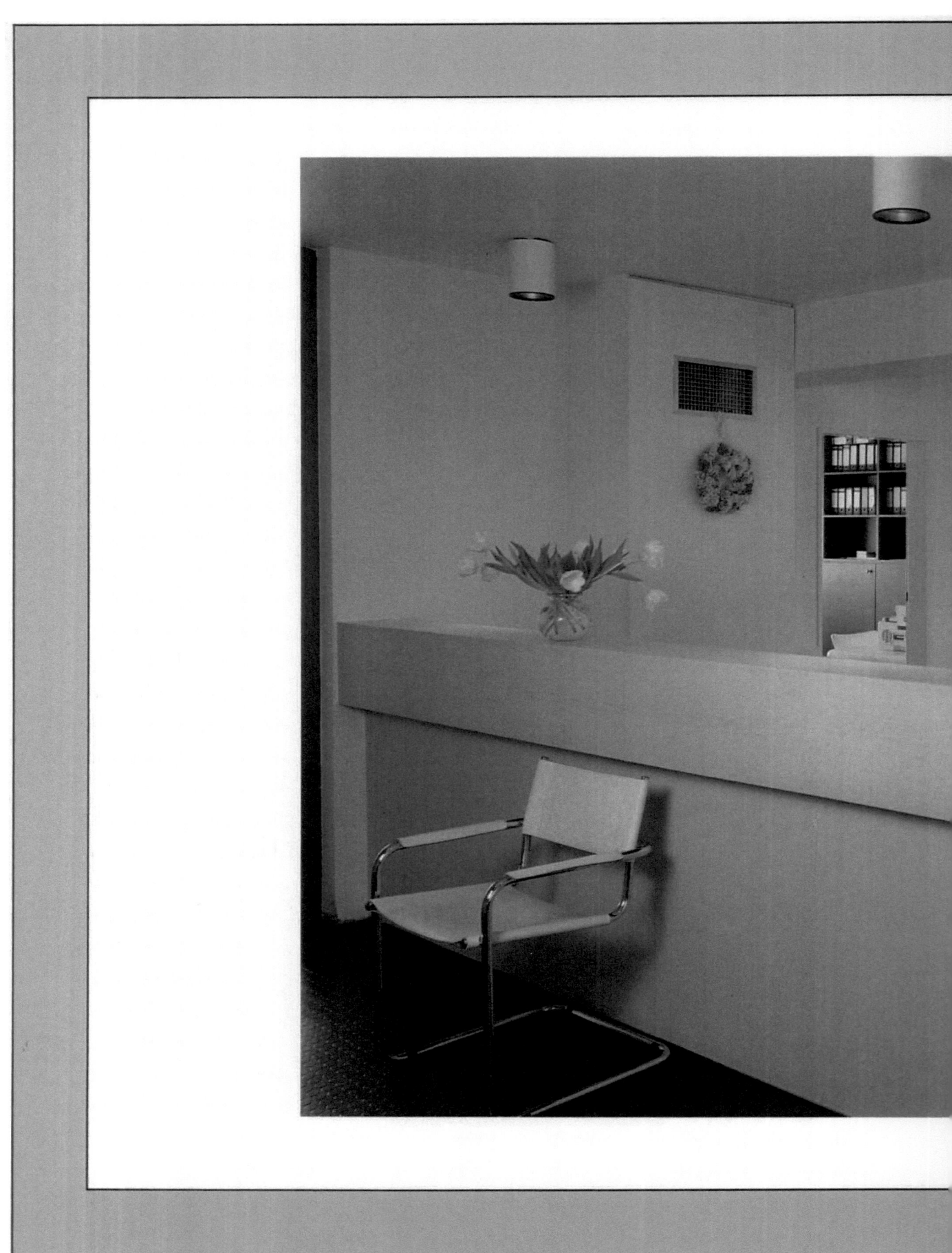

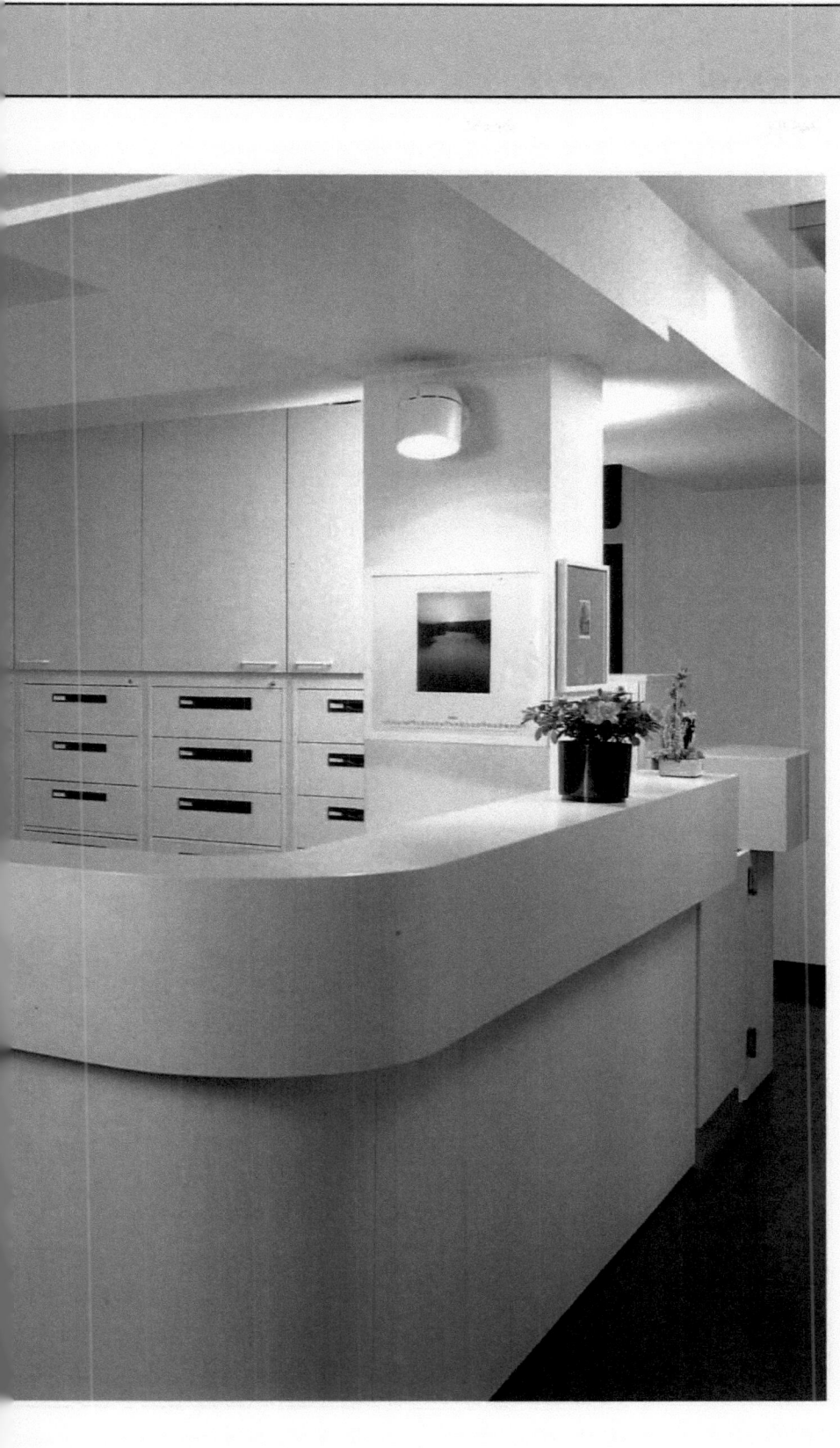

Der Empfang einer gynäkologischen Praxis – moderne Sachlichkeit und großzügige Eleganz sind hier Trumpf.

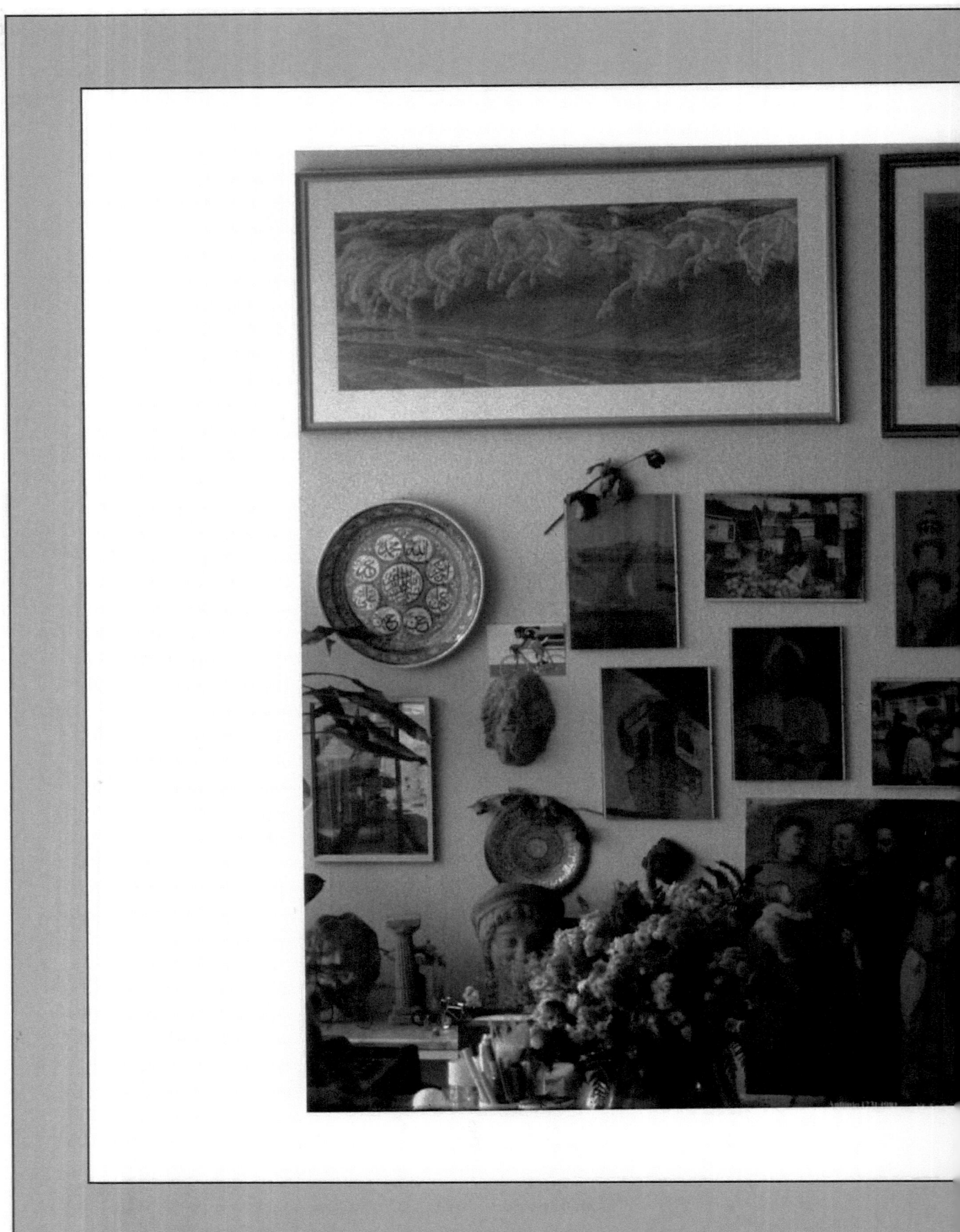

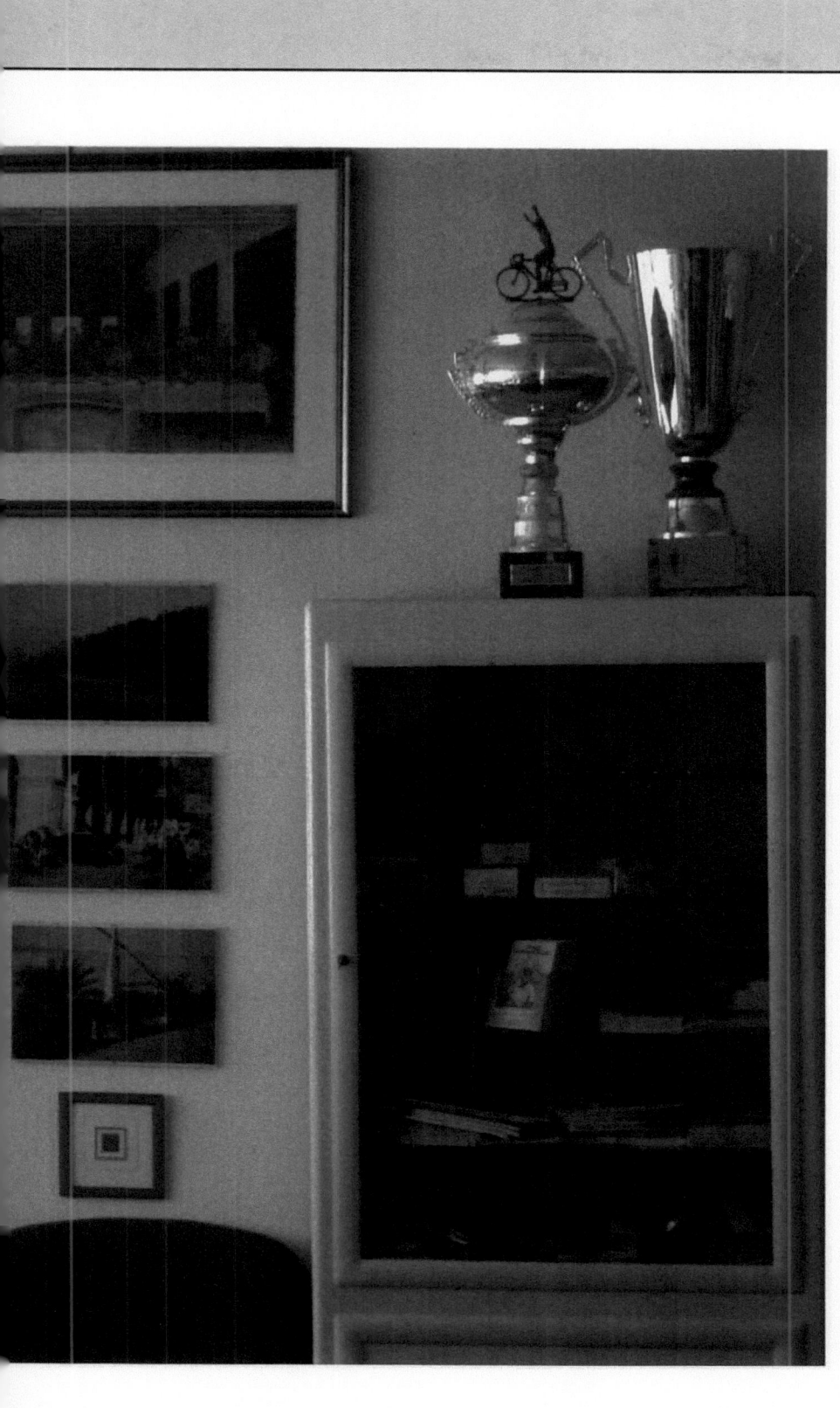

Der junge Arzt ist ein begeisterter Sammler romanischer Kultur und außerdem erfolgreicher Radsportler.
Das Sprechzimmer setzt diese Hobbys stimmungsvoll und bildreich um.

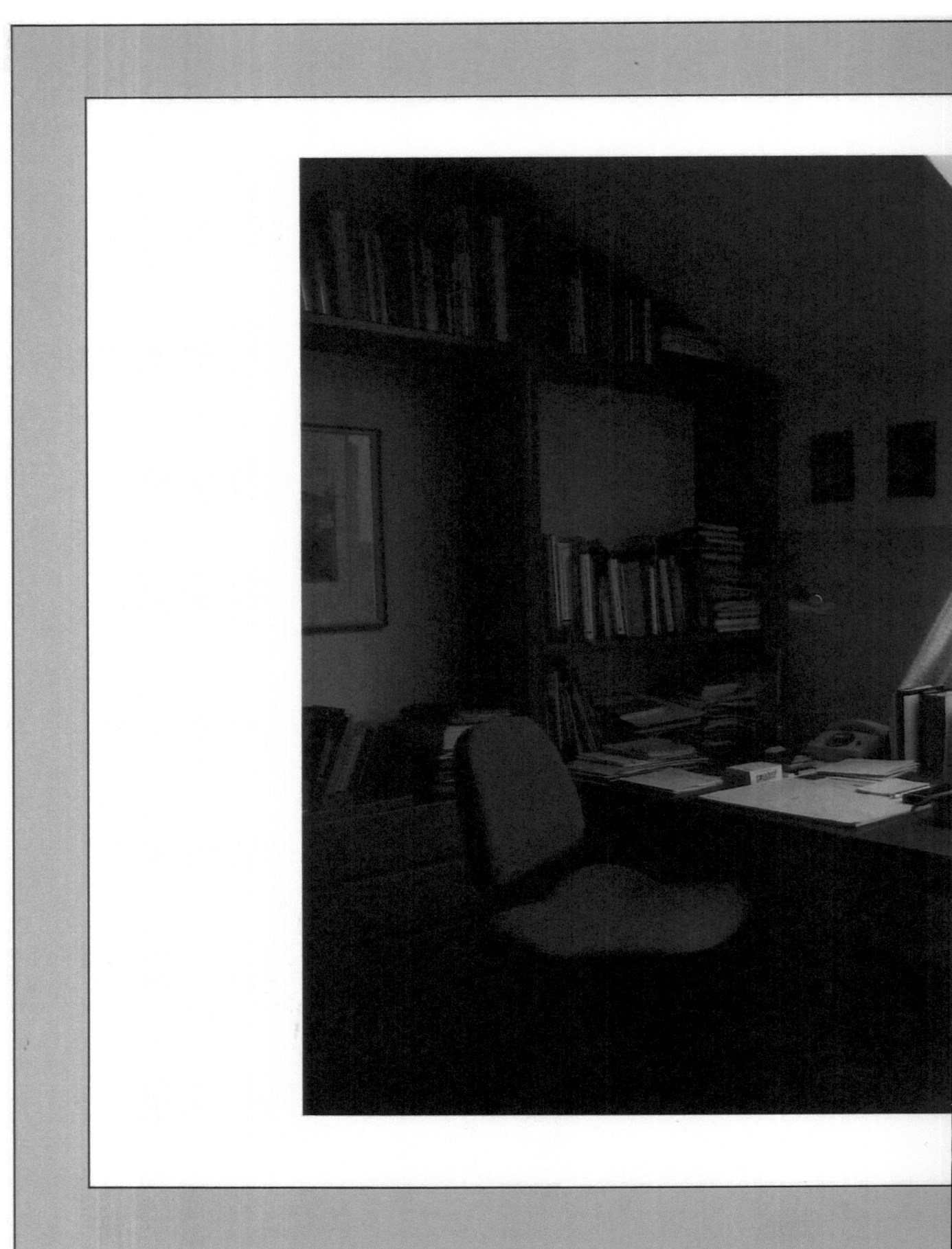

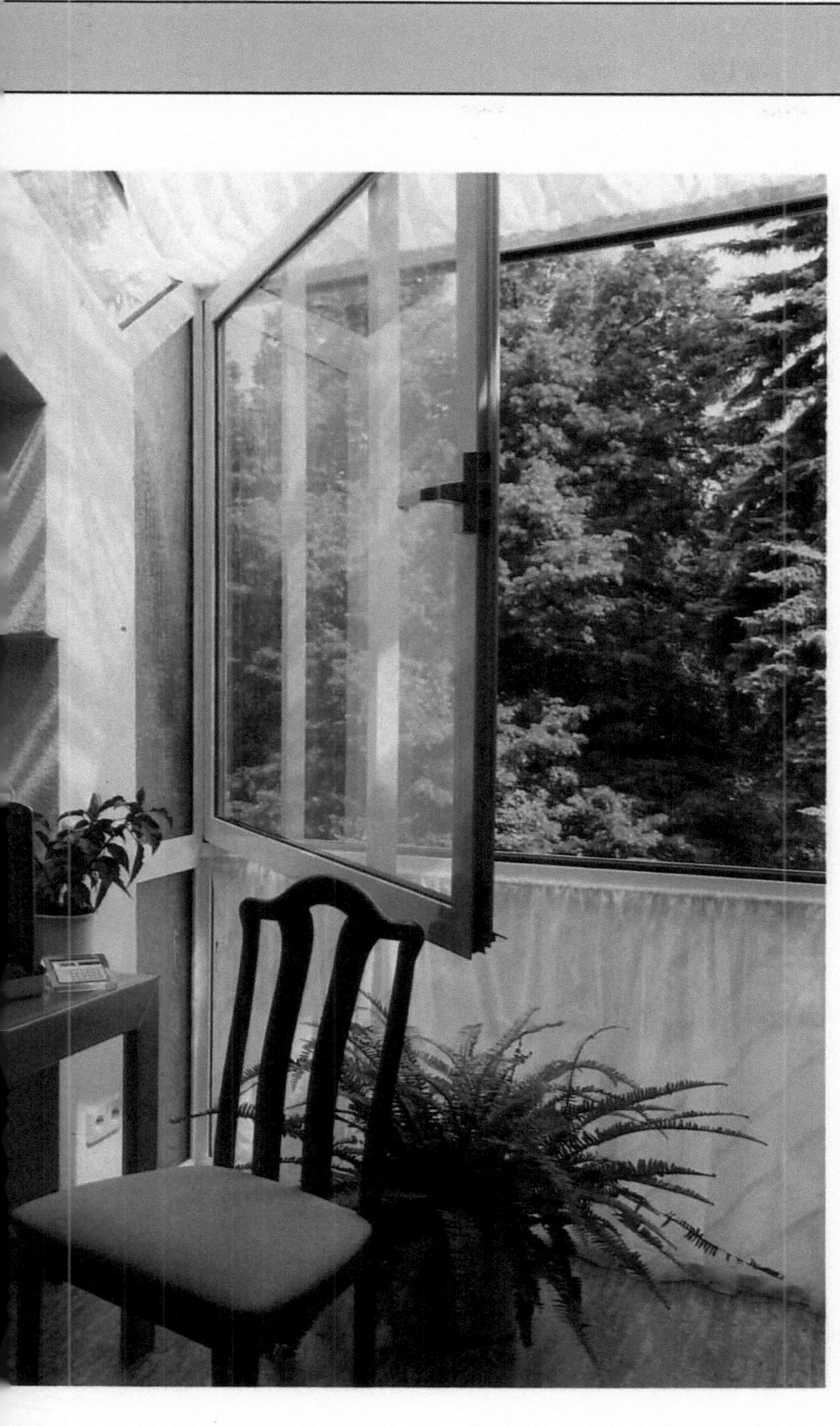

„Sprechende Medizin" wird alleine schon durch Stil und Umgebung dieses Sprechzimmers zu einem lebendigen Begriff.

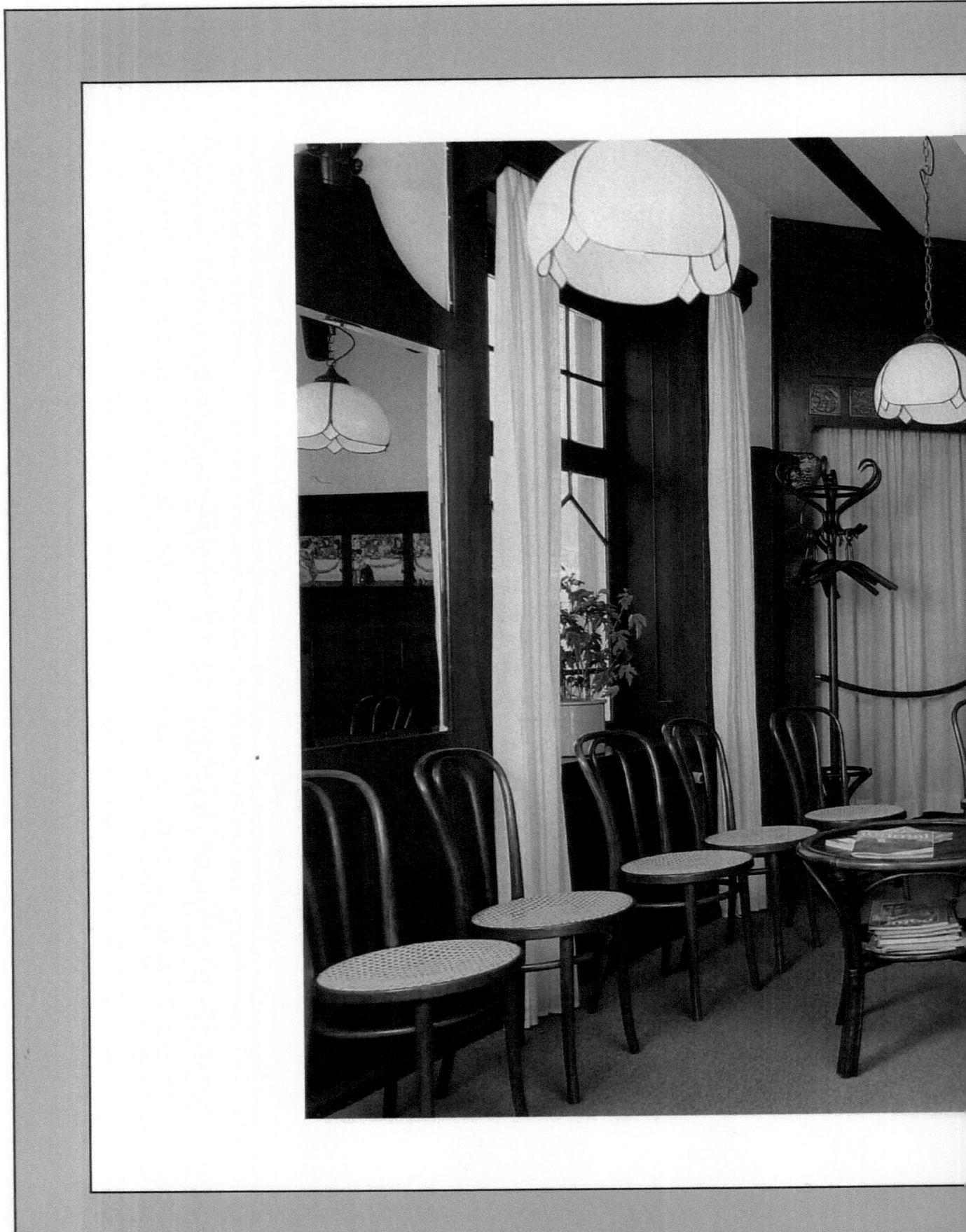

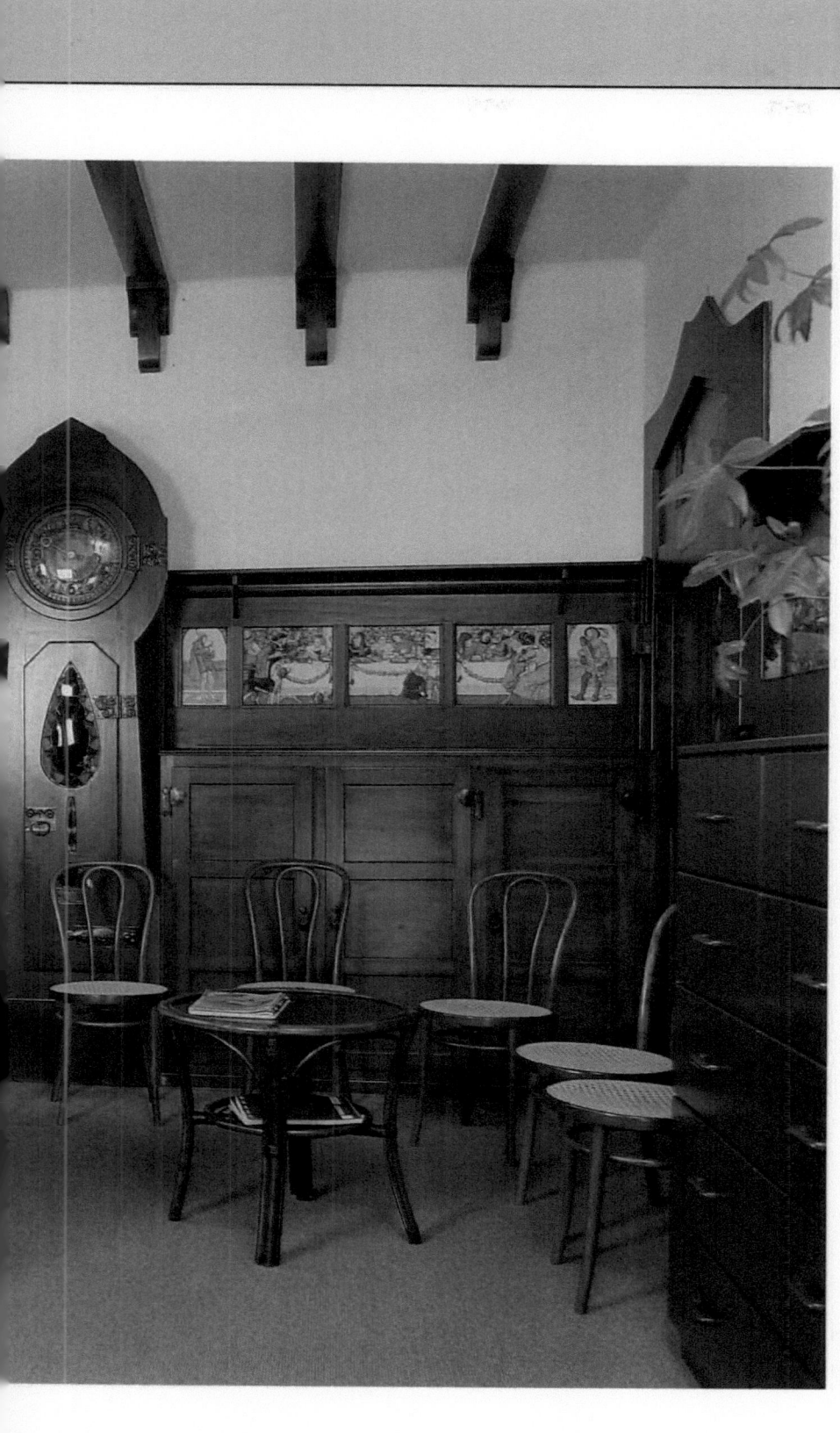

Im Jugendstil-Wartezimmer dieser Praxis empfängt den Patienten die Ruhe und Beschaulichkeit der „guten alten Zeit". Diese Stimmung setzt sich ...

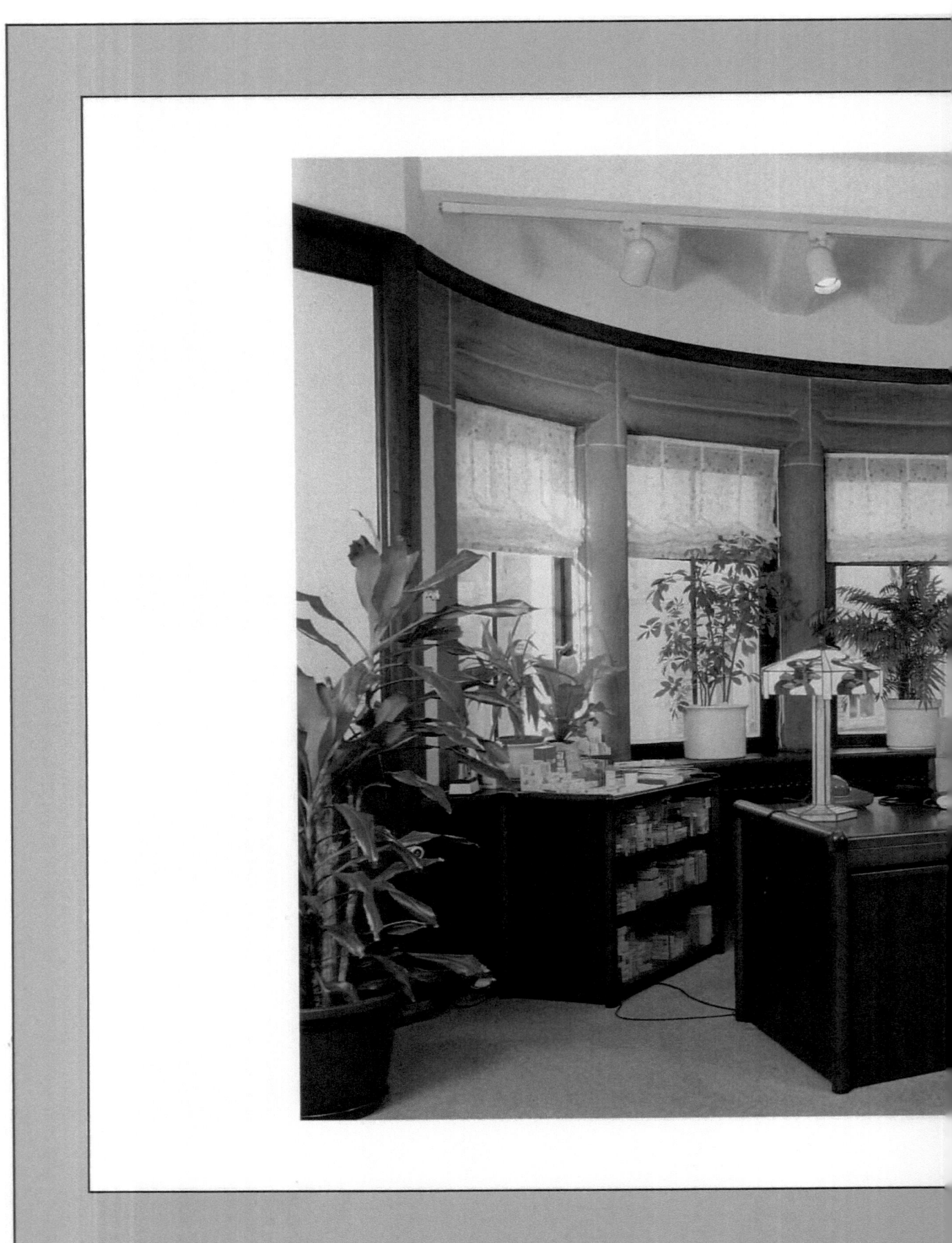

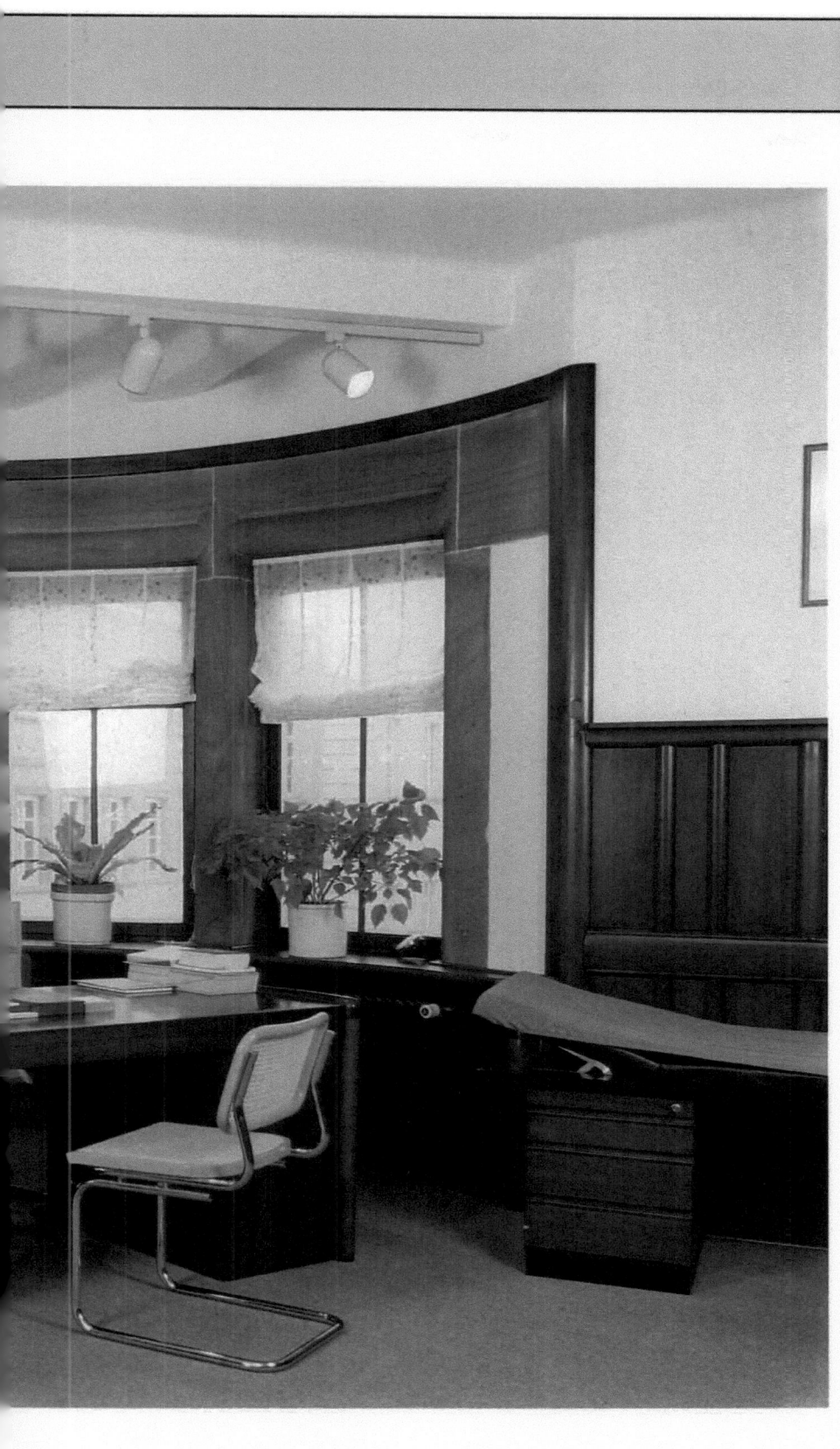

... auch im Sprechzimmer fort. Die Schreibtischlampe und andere Einrichtungsgegenstände, teilweise vom Arzt selbst entworfen, zeigen die Liebe zum Detail und geben der Praxis ihre individuelle Note.

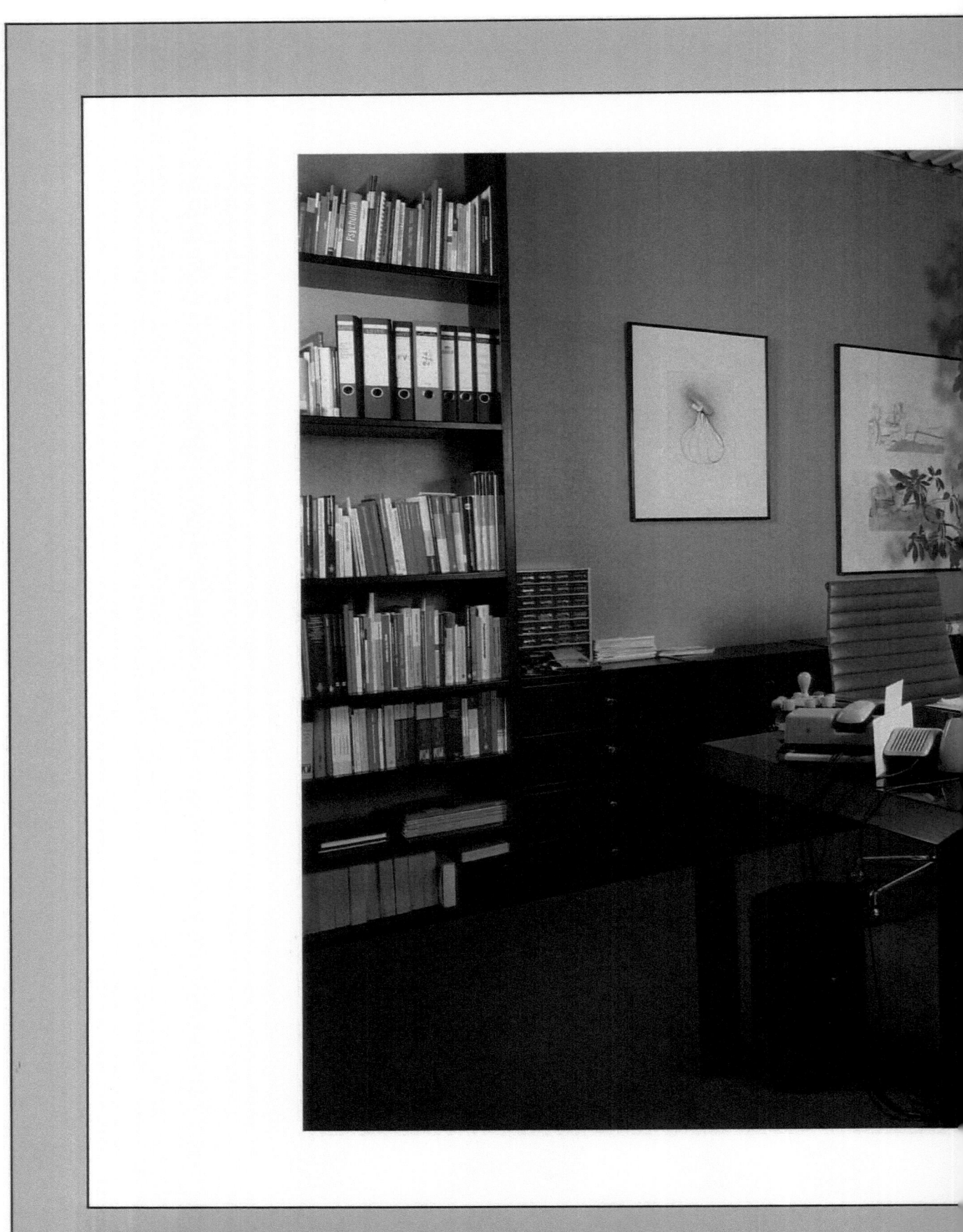

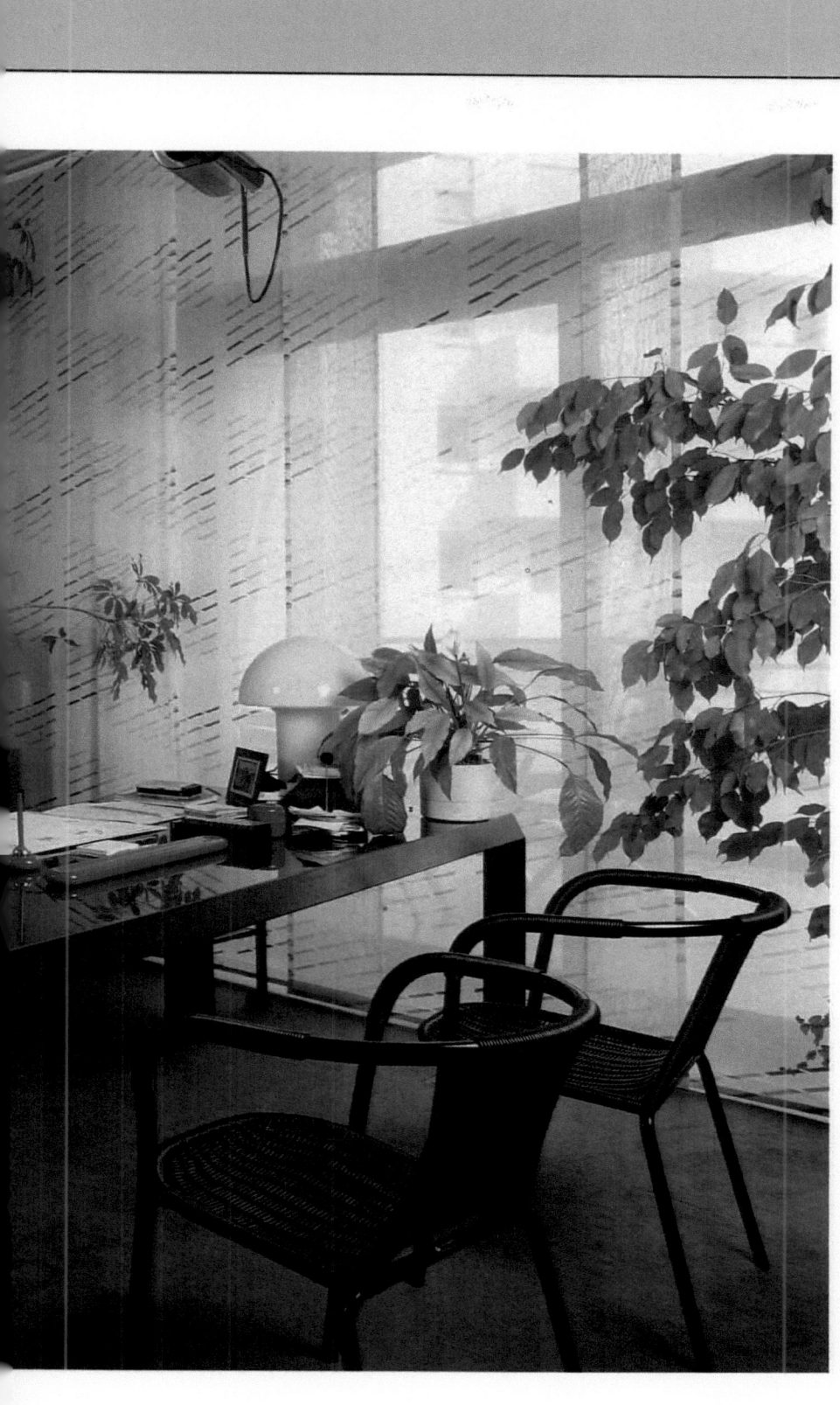

Das Wechselspiel zwischen heller Umgebung und dunklem Interieur, unterstützt durch die Grafiken aus eigener Mediziner-Künstler-Familie, geben diesem Sprechzimmer seine eigene, individuelle Note.

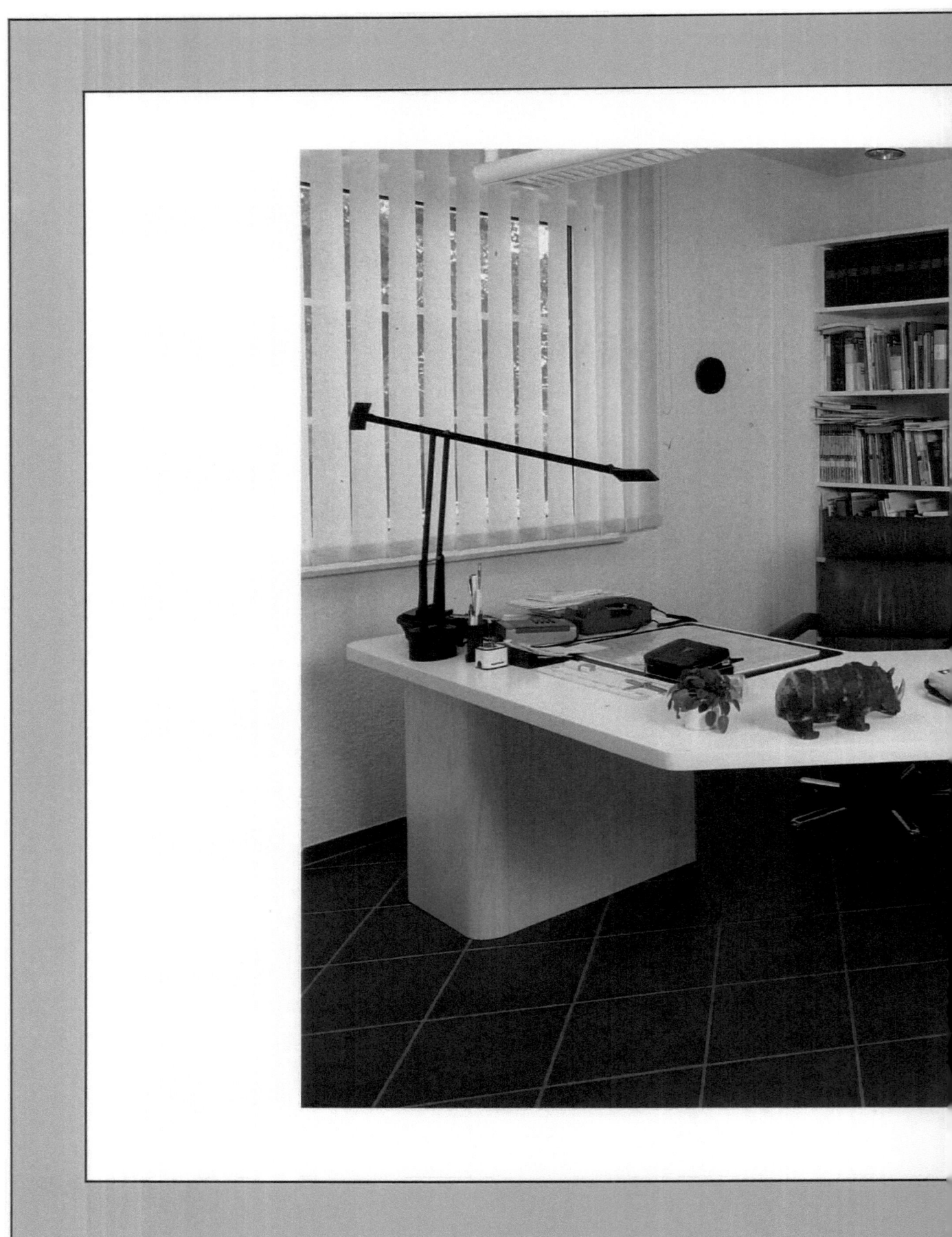

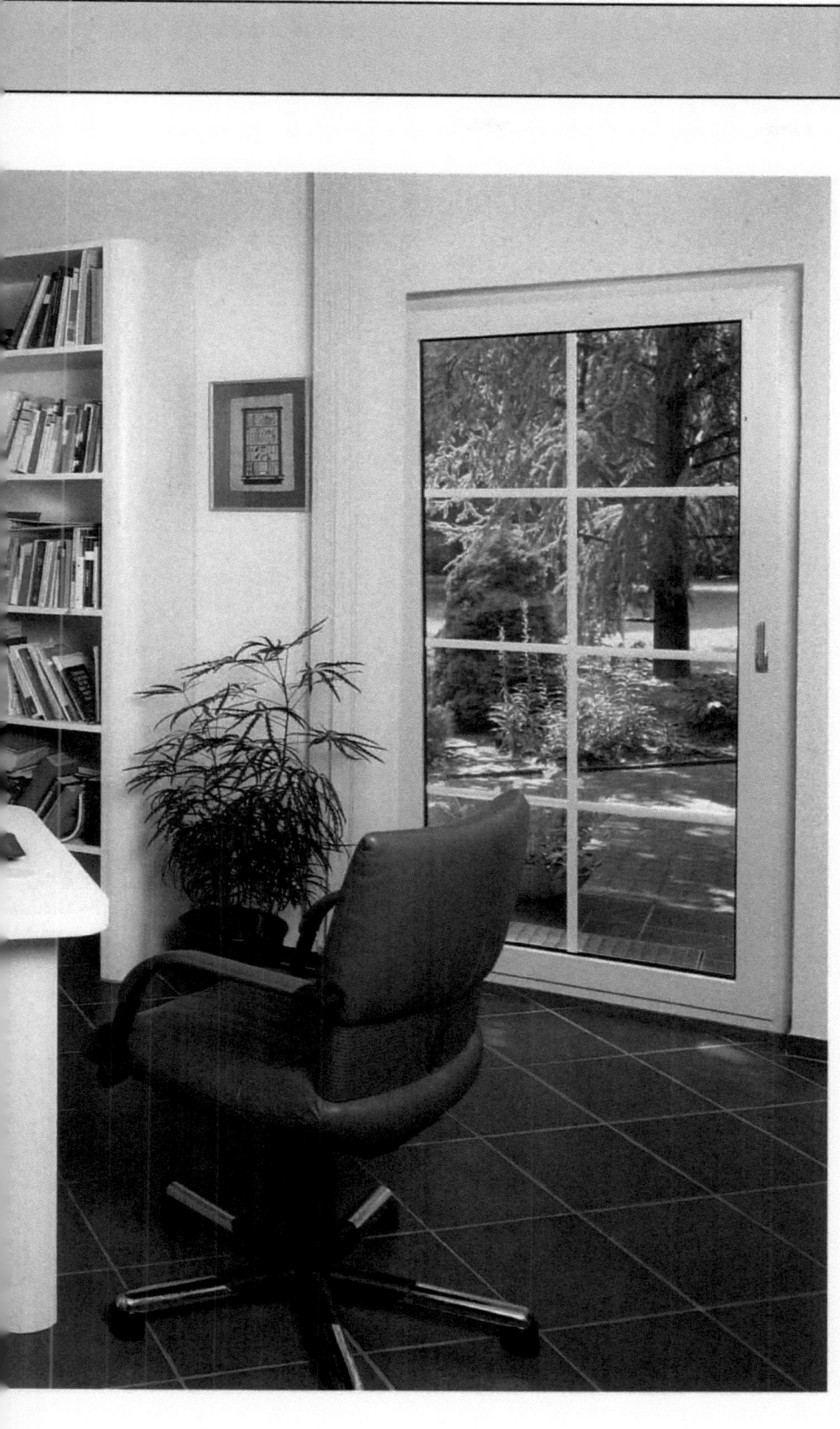

Funktionalität und dennoch viel emotionale Nähe empfindet der Patient in diesem Sprechzimmer. Ohne trennende Tischplatte sitzt er, ebenso komfortabel wie der Arzt, diesem gegenüber.

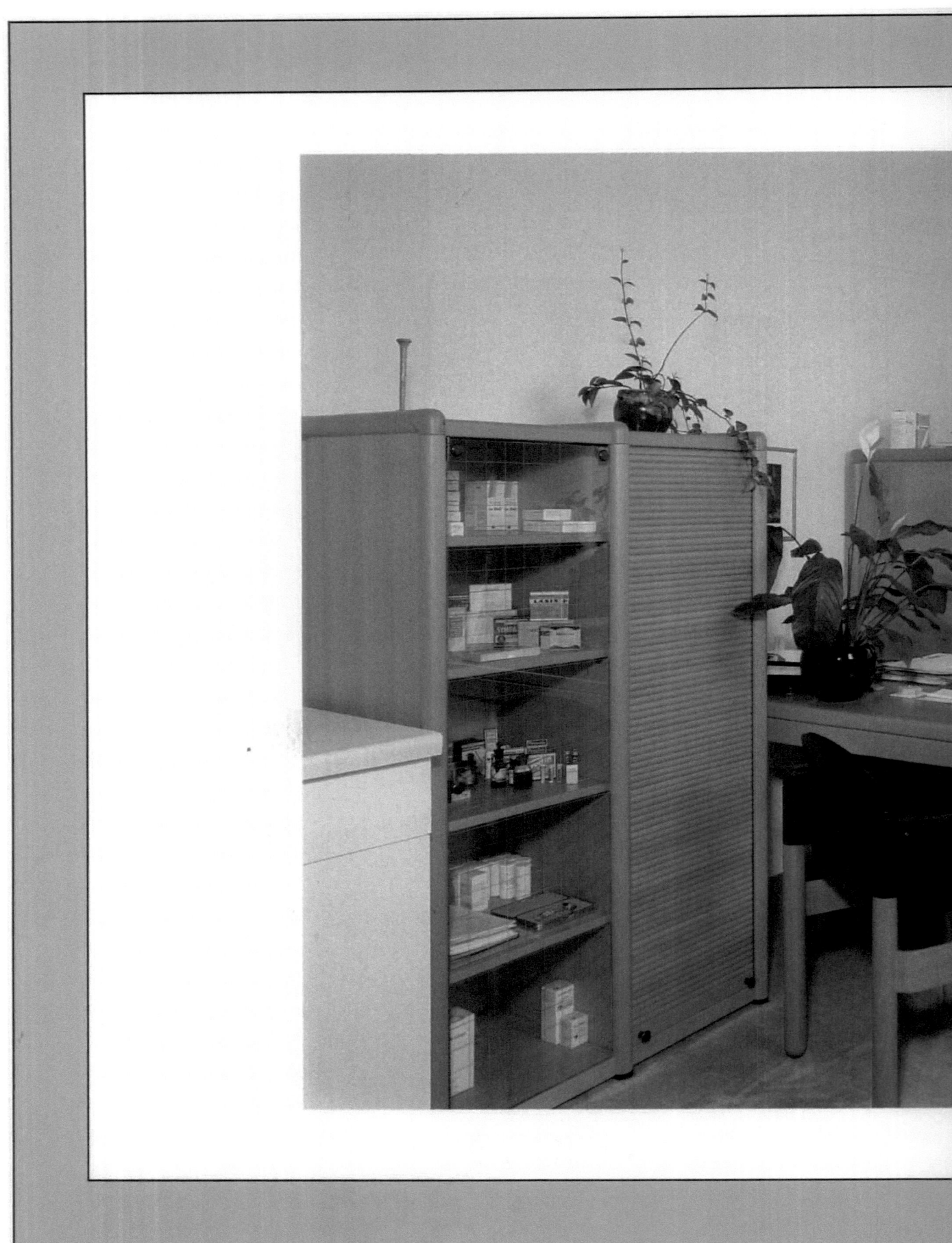

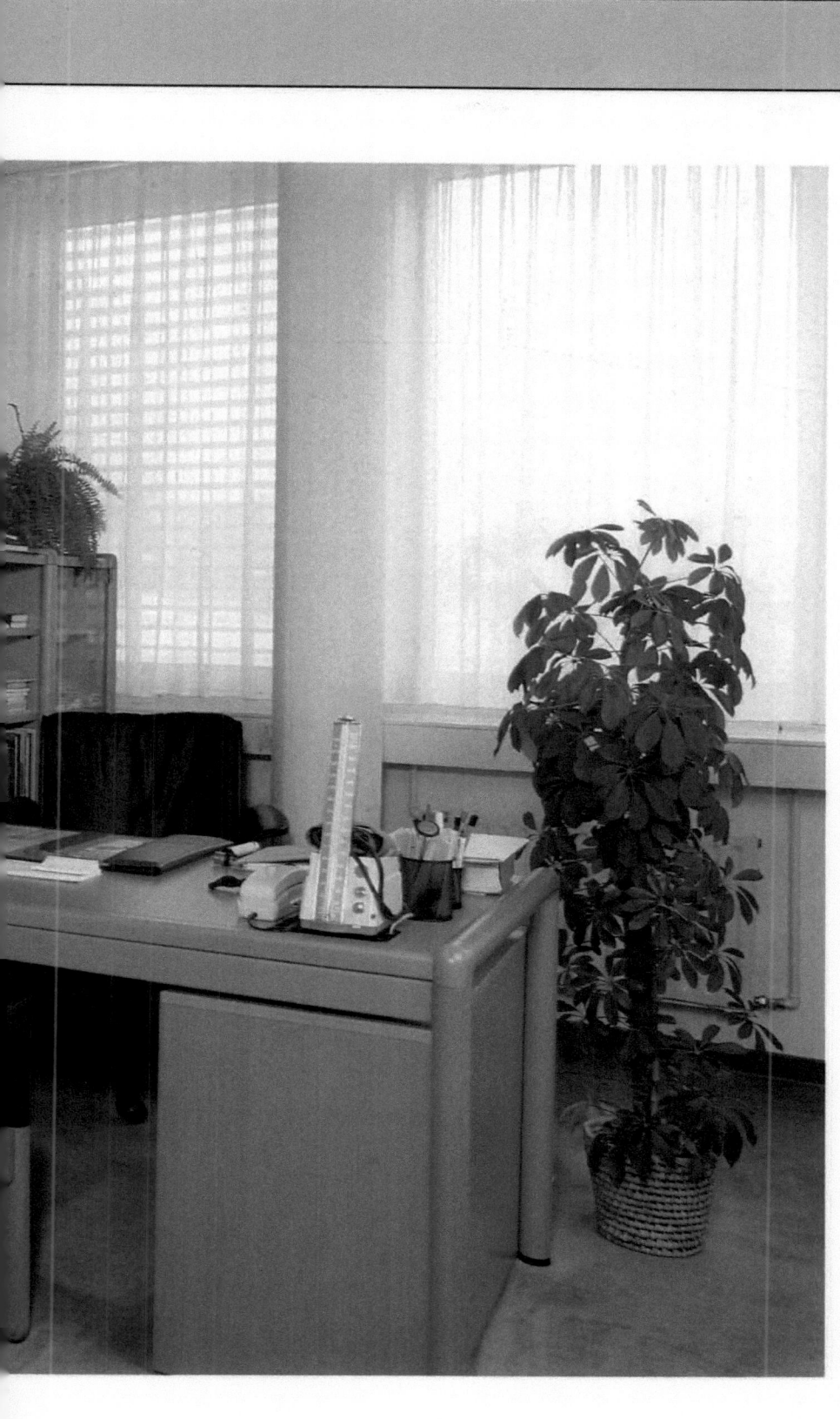

Dieses Sprechzimmer dokumentiert die Naturverbundenheit des Arztes durch viel Holz und immergrüne Pflanzen.

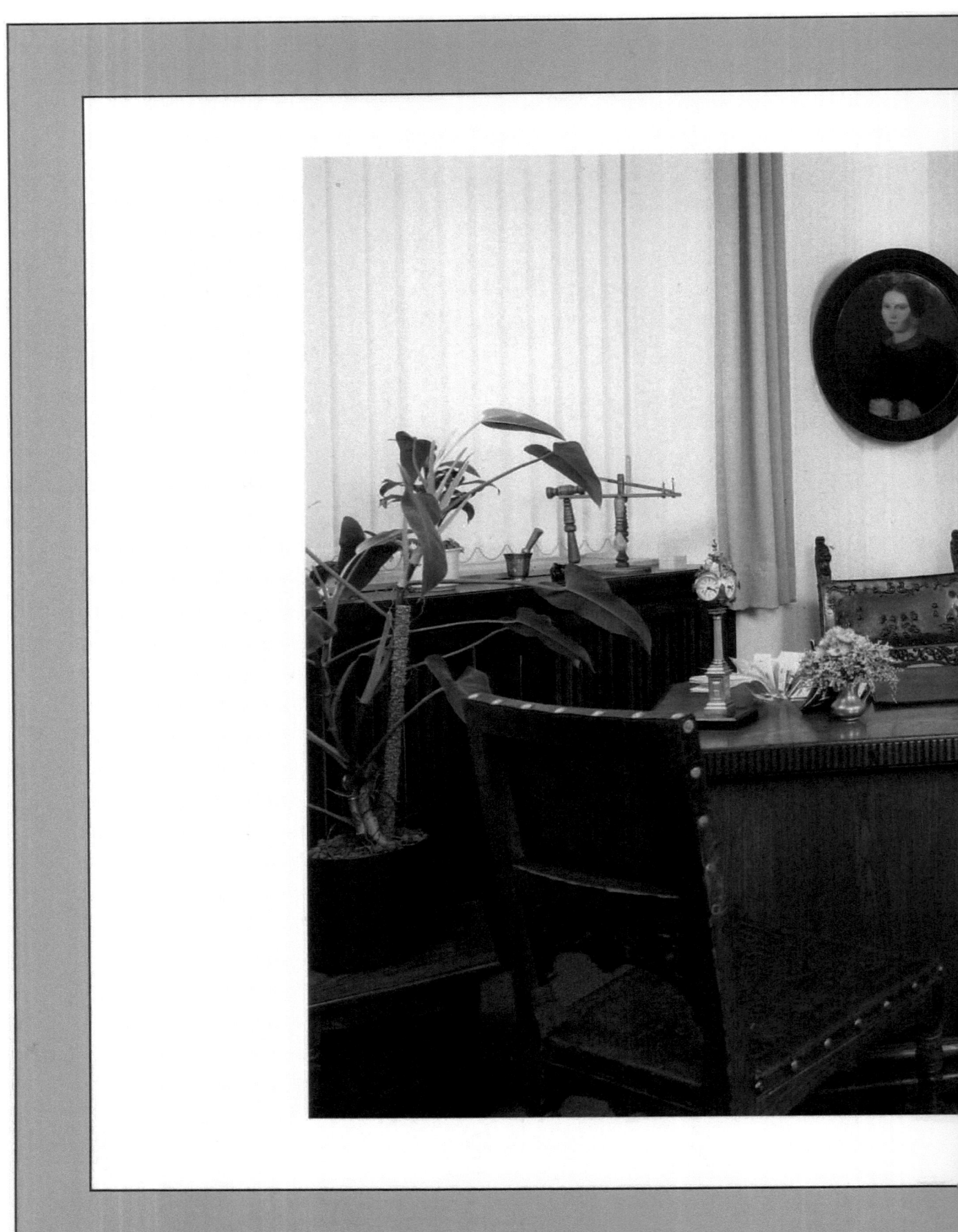

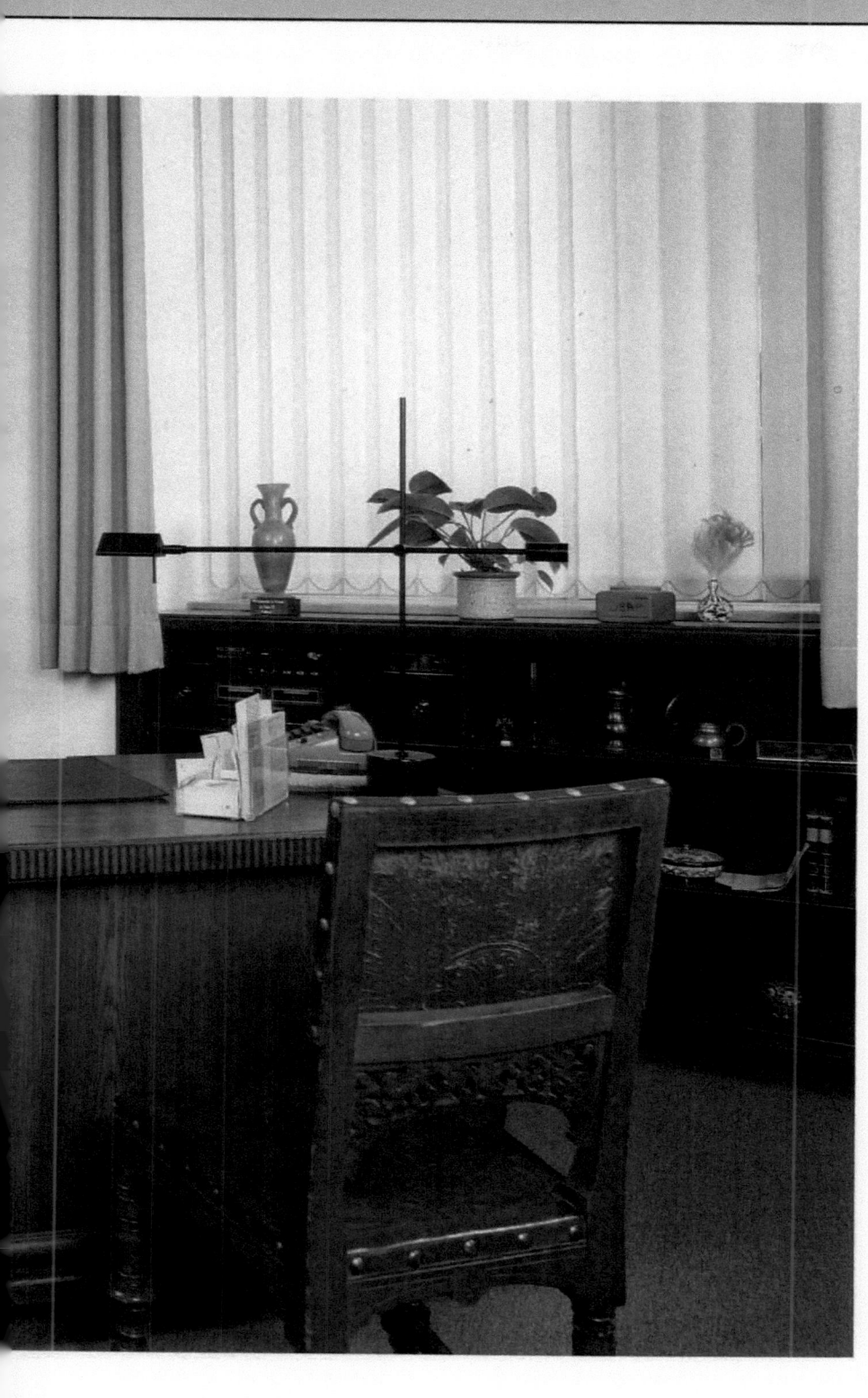

Der junge Arzt, der sich dieses Sprechzimmer eingerichtet hat, besitzt viel Familiensinn, wie das Portrait seiner Urgroßmutter verdeutlicht. Das strenge Antlitz dieser Dame, die dem Ur-Enkel über die Schulter und dem Patienten in's Gesicht schaut, gibt den ärztlichen Empfehlungen sicherlich einen zusätzlichen Impuls.

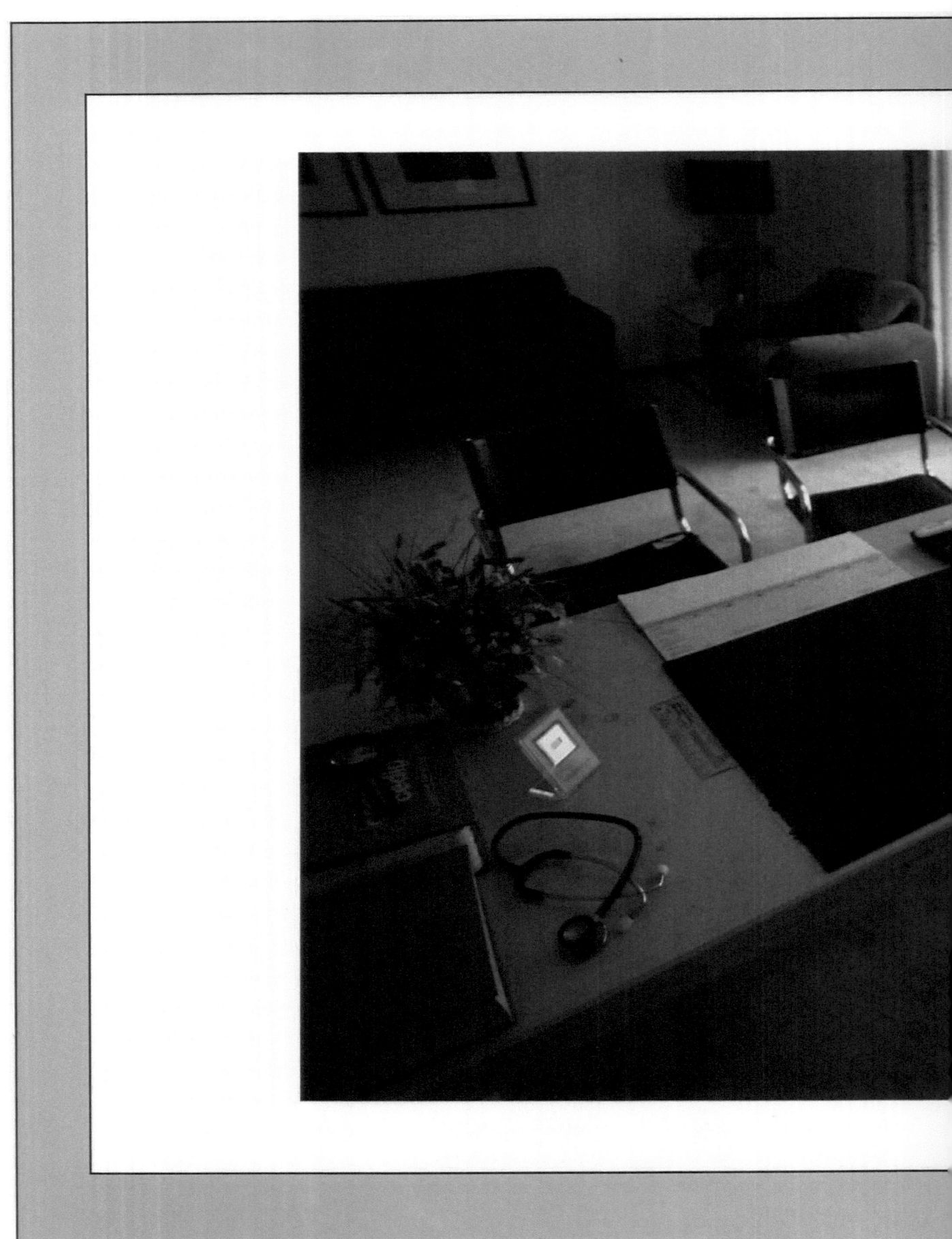

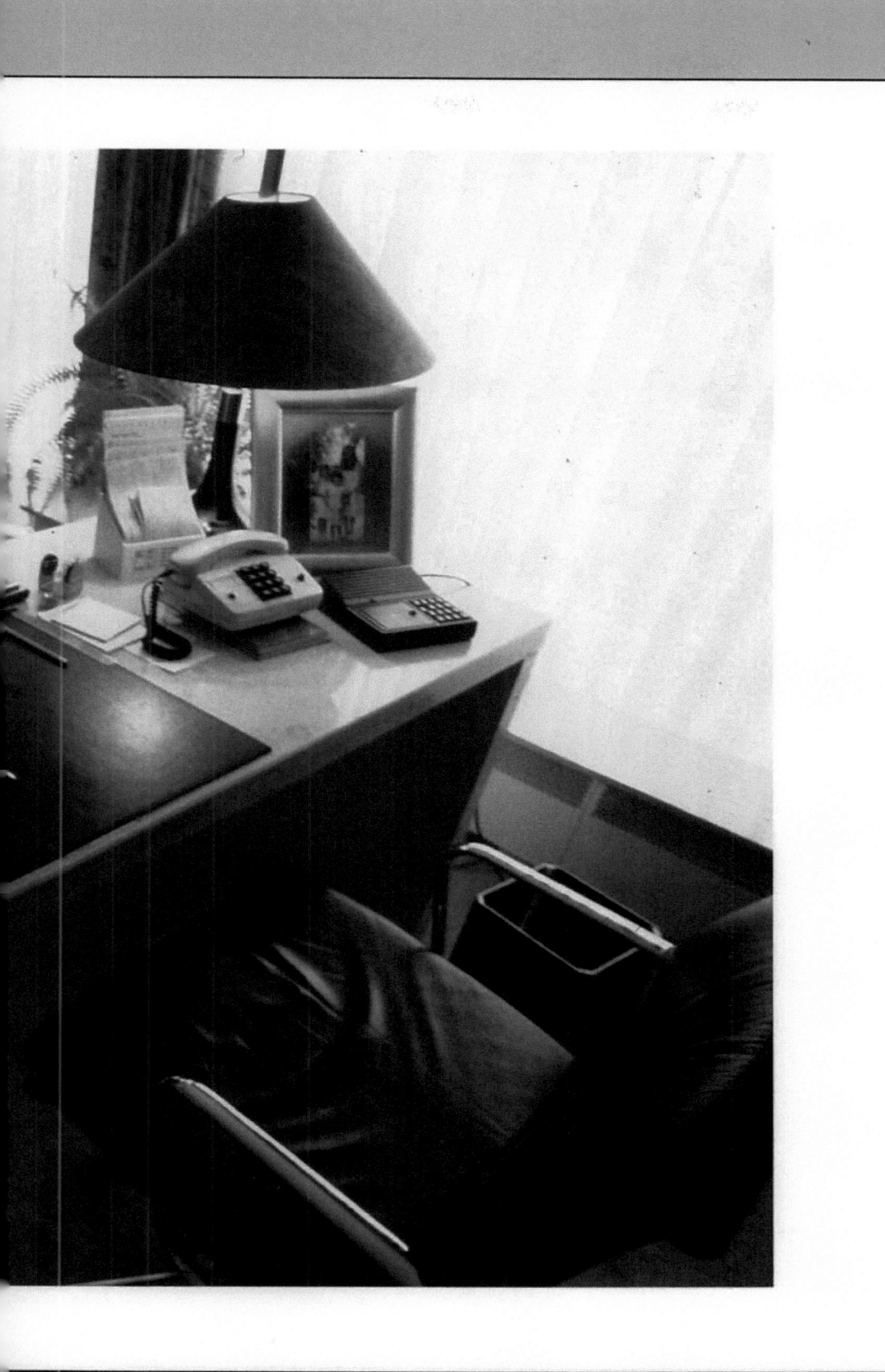

Ein Sprechzimmer im Wohnzimmerstil.
Das medizinisch-ernste Gespräch verläuft so in einer fast privaten Atmosphäre.

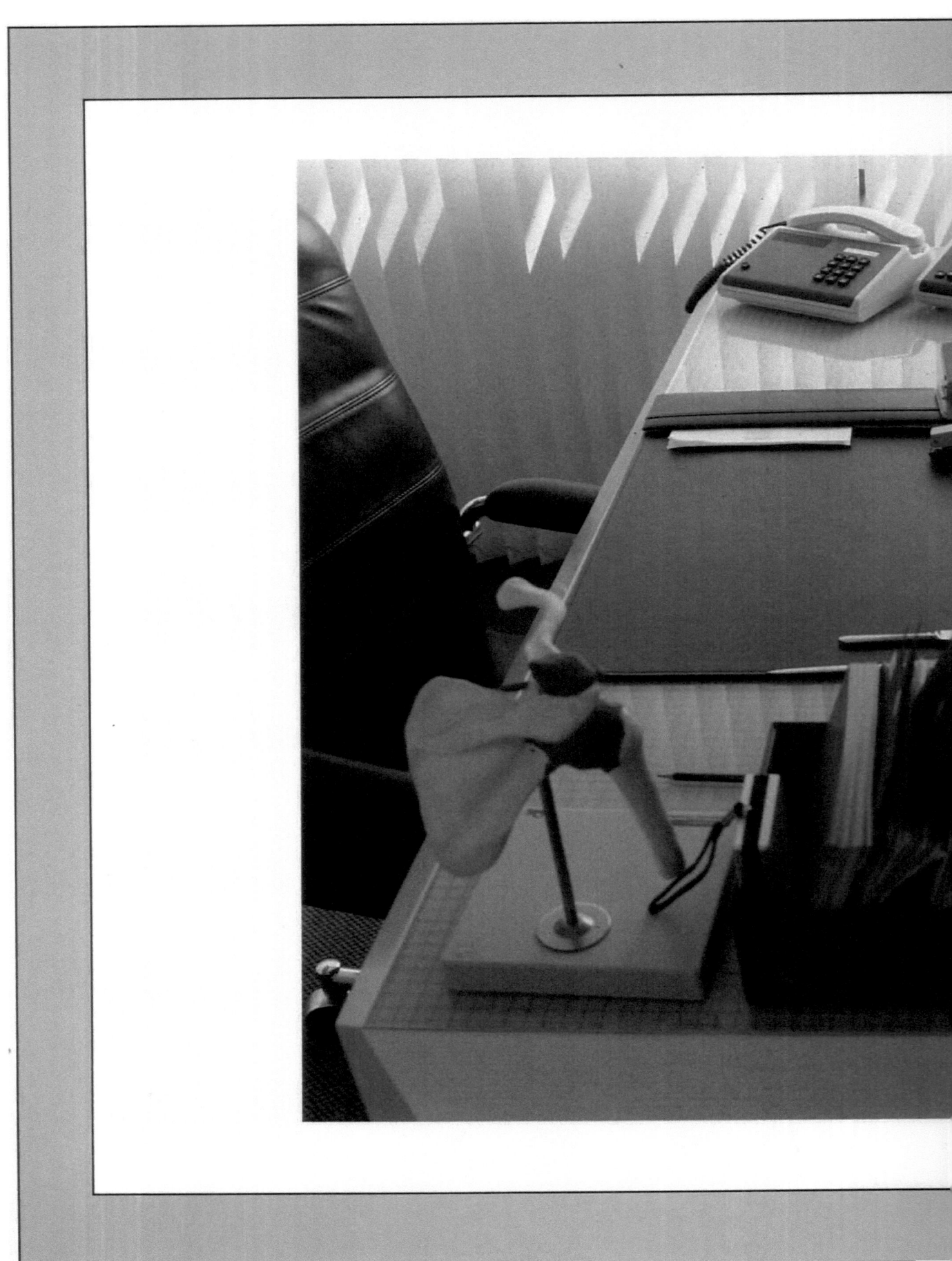

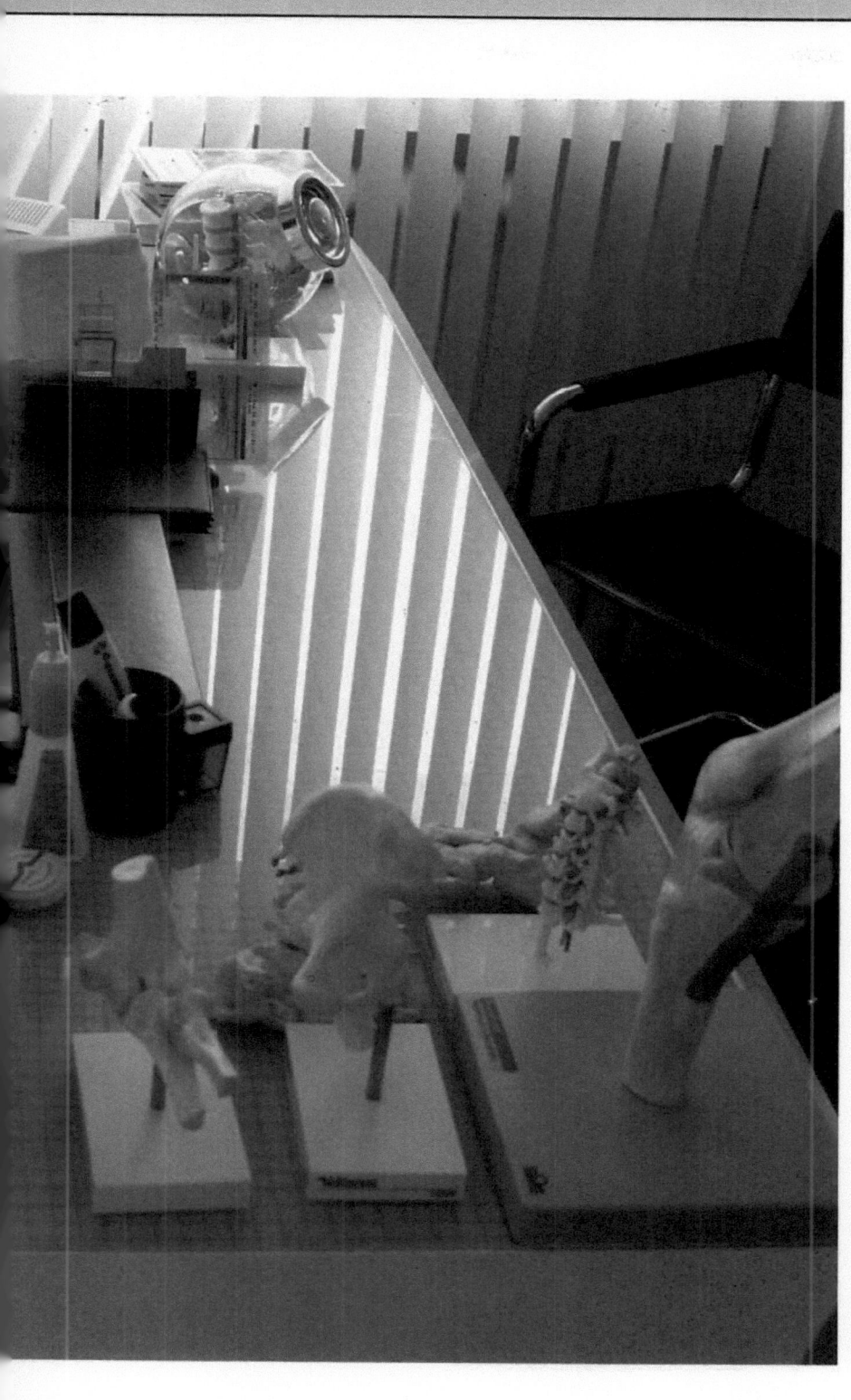

Was der Sportarzt so alles auf der Tischplatte zu zeigen hat, ist umrahmt von einer sehr funktionstüchtigen Umgebung.

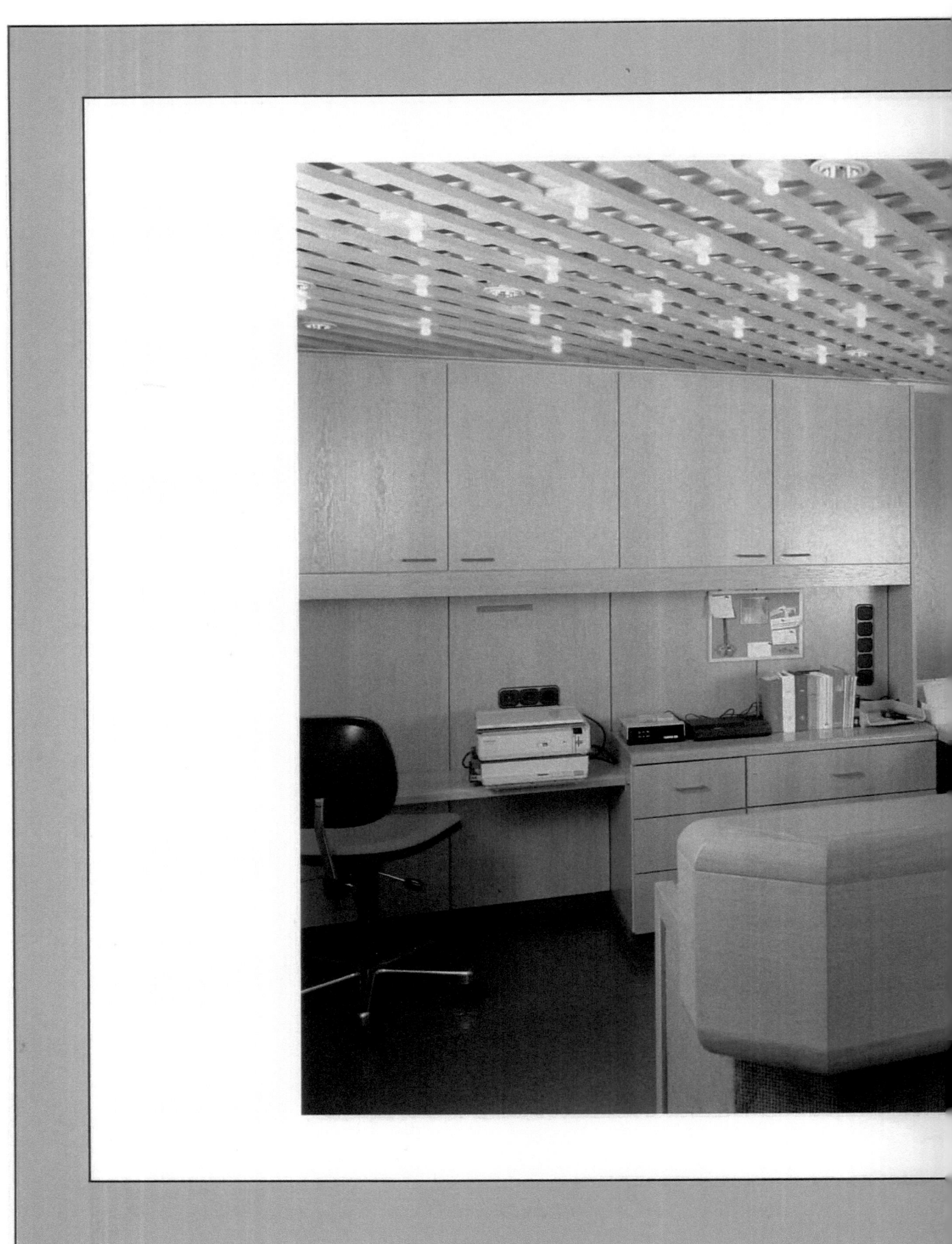

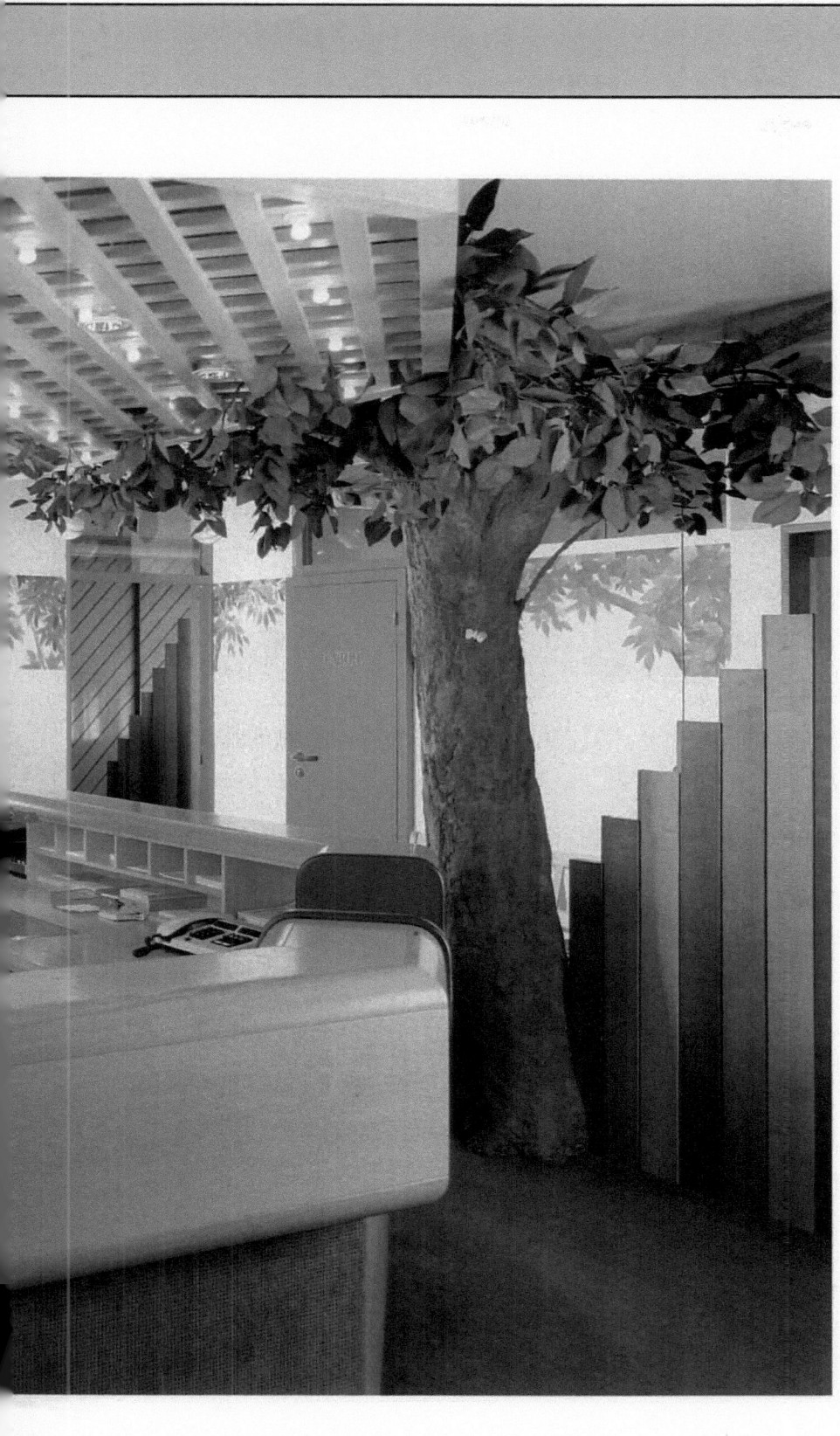
Ein ungewöhnliches Entree – ein Baum im Empfang eines Internisten und Psychotherapeuten.

Literatur

1. Blome, Götz, Dr. med. „Heilung kommt von innen", Herderbücherei Band II 97
2. Carpentier, Jean „Aufwiegelung zur Gesundheit, Aufzeichnungen eines französischen Kassenarztes", Rotbuch Verlag, Band 217
3. o.A. „Sich mit geeigneter Lektüre gesund lesen", Die Neue Ärztliche, 9.4.86
4. Fuchs, Helmut „Gesund aus innerer Kraft", Herderbücherei, Band I 266
5. Lukas, Elisabeth „Auch dein Leben hat Sinn – Logotherapeutische Wege zur Gesundung", Herderbücherei, Band 825
6. Fabry, Joseph „Wege zur Selbstfindung", Herderbücherei, Band II 71
7. Eberhard, L., Prof. „Heilkräfte der Farben", Drei Eichen Verlag AG, 1974
8. Wilson, Annie, „Farb-Therapie", Scherz Verlag, 1984
9. Schiegl, Heinz „Color-Therapie", Hermann Bauer Verlag, 1982
10. Braem, Harald „Die Macht der Farben", Wirtschaftsverlag Langen-Müller/Herbig, 1985
11. Mo, „Der praxisindividuelle Nutzen ist entscheidend" Praxis-Computer Nr. 1, Juni 1985
12. Köhler, C.O., Schaefer, O.P. „Computer in der Arzt-Praxis" S. 16, ecomed Verlagsgesellschaft mbH, Landsberg, München, 1985
13. Weizsäcker, Viktor von, „Der Gestalt Kreis", Georg Thieme-Verlag, Leipzig, 1940
14. Wolff, R.R., „Rationelle Praxisorganisation", Deutscher Ärzte-Verlag Köln, 1983

Zum Design der medizinischen Technik

PRAXIS.CI

Design-Diagnose

Die Frage, welche Rolle das Design Ihrer Praxisgeräte spielen sollte, beantwortet zunächst Ihre Profilierungsstrategie. Wenn Sie sich mit moderner Medizintechnik profilieren wollen, wenn neueste Forschungsergebnisse zum primären Merkmal Ihrer Behandlungsweisen zählen, dann ist die Situation eine völlig andere, als wenn es Ihnen mehr auf „Sprechende Medizin" oder Alternativ-Medizin ankäme. Im Extremfall werden Sie vielleicht dann sogar Ihre Geräte vor den Augen der Patienten „verstecken und nur für den jeweiligen Behandlungsfall hinter dem Vorhang hervorziehen". Die Profilierungsmöglichkeiten durch das Geräte-Design sind vielfältig. Hier folgt nun ein kleiner Ausschnitt der anstrebbaren Qualitäten, dargestellt als bipolare Skalen. Diese Aufstellung stammt vom Prof. Udo Koppelmann („Produktprofilierung als Zukunftsstrategie", form 17/106):

- Modernität ⟷ Konventionalität
- Topniveau ⟷ Standardniveau
- Technizität ⟷ Natürlichkeit
- Repräsentativität ⟷ Einfachheit
- Individualität ⟷ Üblichkeit
- Berufsspezifik ⟷ Berufsneutralität

Eine weitere Orientierungshilfe bei der Design-Diagnostik ist die Bewertung des Geräts durch eine Design-Institution. Die in Deutschland wohl angesehendste Würdigung der Design-Qualität eines medizinischen Geräts ist seine Aufnahme in die „Deutsche Auswahl des Jahres". Dies ist ein jährlich stattfindender Designwettbewerb der vom Stuttgarter Design-Center ausgeschrieben wird.

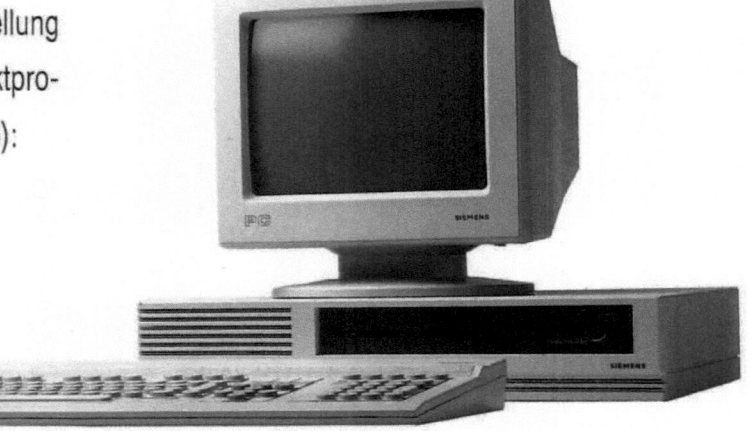

Wegen seiner hohen Qualität vom design center Stuttgart in „Die Auswahl 83" aufgenommen. Der Personal-Computer Siemens PC-D

Die Vertrauensgemeinschaft

Design ist noch nicht alles. Es verpflichtet nicht. Erst mit dem Namensschild seines Herstellers bekommt das Gesicht „Design" auch sein Gewicht.

Für medizinische Geräte sind Namen keineswegs nur „Schall und Rauch".

Der gute Name am Gerät ist mitunter mehr wert als das Gerät selbst. Denn der „Mehrwert" eines medizinischen Gerätes zahlt sich im harten Einsatz, manchmal in dramatischen Situationen aus. Zuverlässigkeit, Genauigkeit und Unkompliziertheit im Gebrauch sind dann unbezahlbare Qualitäten. Für den Unternehmer-Arzt ist das Namensschild ein beruhigendes Kennzeichen für funktionale Sicherheit und optimale Wirtschaftlichkeit. Bei seinen Patienten löst es, wenn der Name auch für sie einen bekannten, guten Klang hat, beruhigende Gefühle aus. Man traut sich eher, einer medizinisch-technischen Behandlung zuzustimmen, wenn man zum Hersteller dieser Technik Vertrauen hat. Und so entsteht zwischen dem Arzt, seiner Technik, dem Hersteller dieser Technik und dem Patienten eine Vertrauensgemeinschaft.

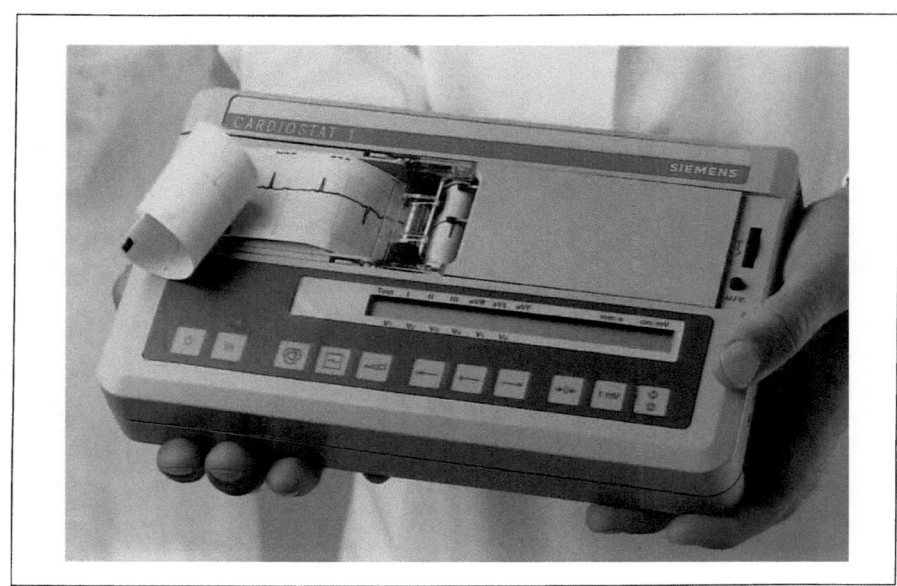

EKG-Registrierer CARDIOSTAT 1, Hersteller: SIEMENS

PRAXIS_CI

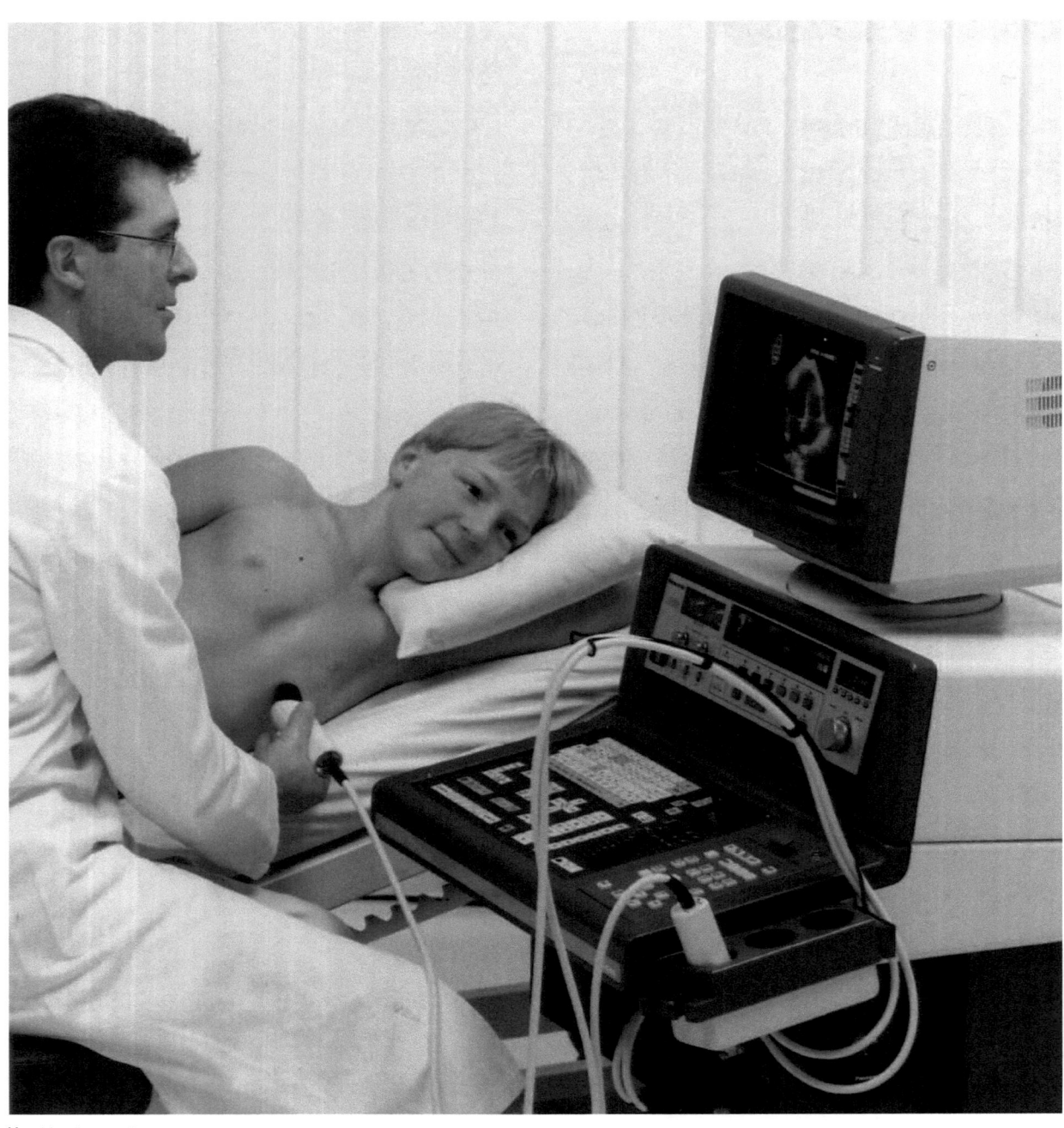

Kombinationsgerät
SONOLINE
Hersteller: SIEMENS

Sensibilität für das Stoffliche

Die Auswahl des optimalen Konstruktionswerkstoffes gehört, insbesondere bei medizinischen Geräten, zu den primären Design-Aufgaben. Warum? Die Hände des Arztes sind ja nicht nur „technische Organe an der Schnittstelle Mensch–Maschine", sondern ebenfalls hochsensible diagnostische „Instrumente". Welcher andere Beruf stellt wohl mehr Anforderungen an den Tastsinn, als der des Arztes? Und wo ist das Umsetzungsvermögen von Tastempfindungen in räumliche Vorstellungsbilder mehr gefordert als beim Diagnose-Prozeß?

Aus diesem Respekt vor dem extremen Anspruch des Arztes auf „Tastmöglichkeiten" resultiert das Bestreben der Designer, die medizinischen Geräte mit adäquatem „Tastkomfort" auszustatten.

Aus der Vielfalt moderner Werkstoffe, gerade jene auszuwählen, die sich als besonders „arztfreundlich" bewähren, ist nicht leicht. Bei der Berührung vermittelt sich der Charakter, der die Stoffe ausmacht auf komplexe Weise: durch Härte, Temperatur, Feuchte, Glätte, durch Form, Größe und Reaktionsweise auf den Fingerdruck. Wie man, etwa beim diagnostischen Einsatz, Zeit und Geschwindigkeit der Wahrnehmung, Lokalisierung und Verstärkung im wahrsten Sinne des Wortes „in den Griff" bekommt, entscheidet auch der Stoff, den man berührt. Und nicht zuletzt stellen Pflegeleichtigkeit und Stabilisierung des Hygienestandards eigene Anforderungen an das Gerätematerial. So gibt es zum Beispiel für die Tastatur des Ultraschall-Diagnosegerätes SONOLINE SL eine zusätzliche Abdeckfolie mit Fingermulden. Diese durchsichtige Auflage kann man leicht abnehmen und dann sterilisieren.

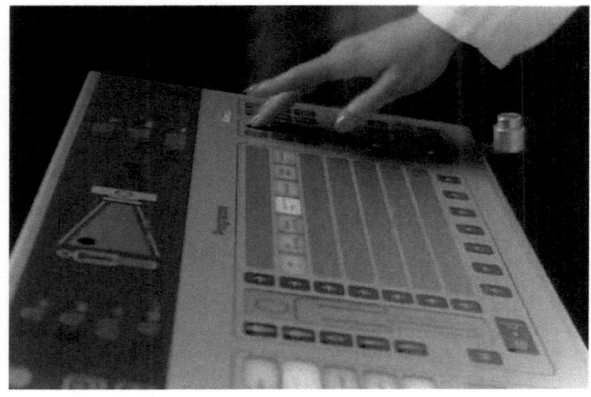

PRAXIS.CI

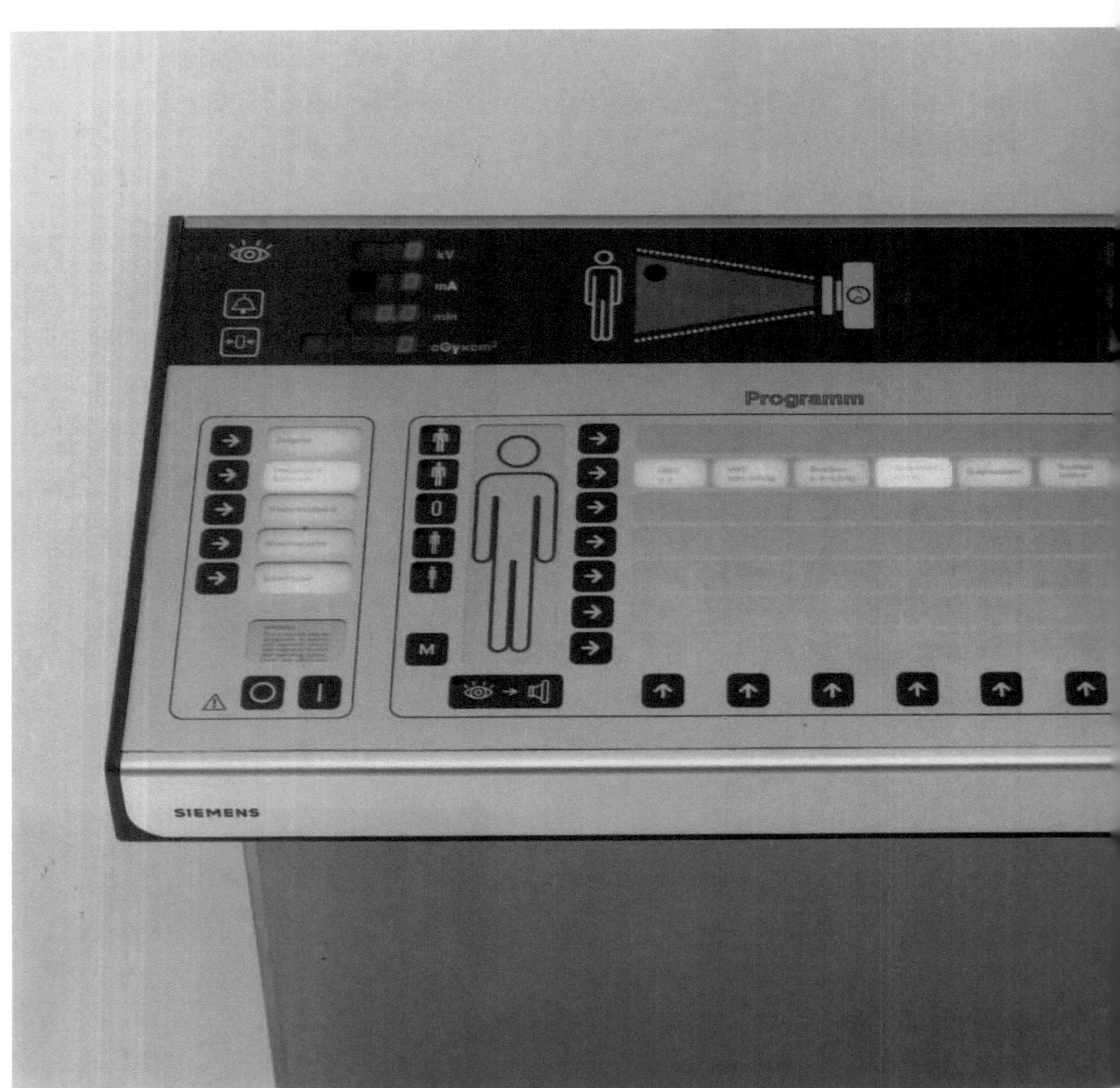

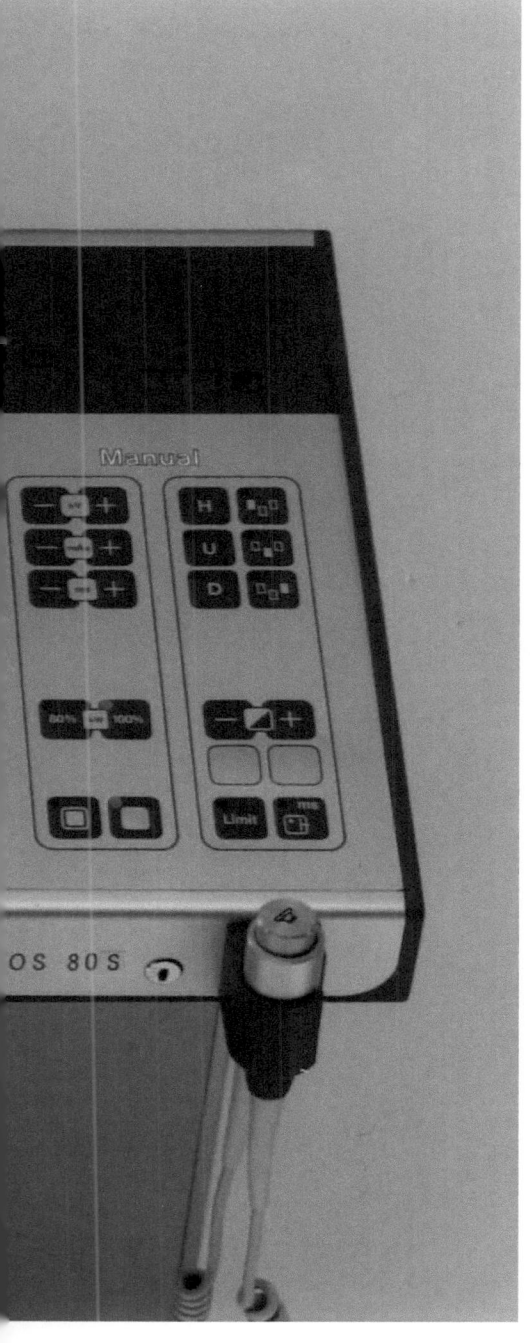

Bedienfläche des
Hochfrequenz-
generators
POLYDOROS 50 S/80 S
Hersteller:
SIEMENS

Zur Sicherheit

„Menschliches Versagen" ist zwar eine Erklärung, jedoch keine Entschuldigung für fehlerhaftes Verhalten im Umgang mit moderner Medizintechnik. Damit derartige Erklärungen erst gar nicht mehr vorzukommen brauchen, werden Fehlerquellen vom Design von vornherein ausgeschaltet. Ein Beispiel ist das Bedienfeld beim Röntgengenerator POLYDOROS.

Seine Sensortasten reagieren nur auf Antippen eines Fingers. Sie sperren sich jedoch gegen den Druck einer ganzen Hand.

Eine Falschbetätigung ist damit praktisch undenkbar. Weiterer Sicherheitseffekt vom Sensor-Design: Die geschlossene, glatte Fläche ist leicht zu reinigen, ohne daß dabei Flüssigkeit in die Elektronik eindringt.

PRAXIS.CI

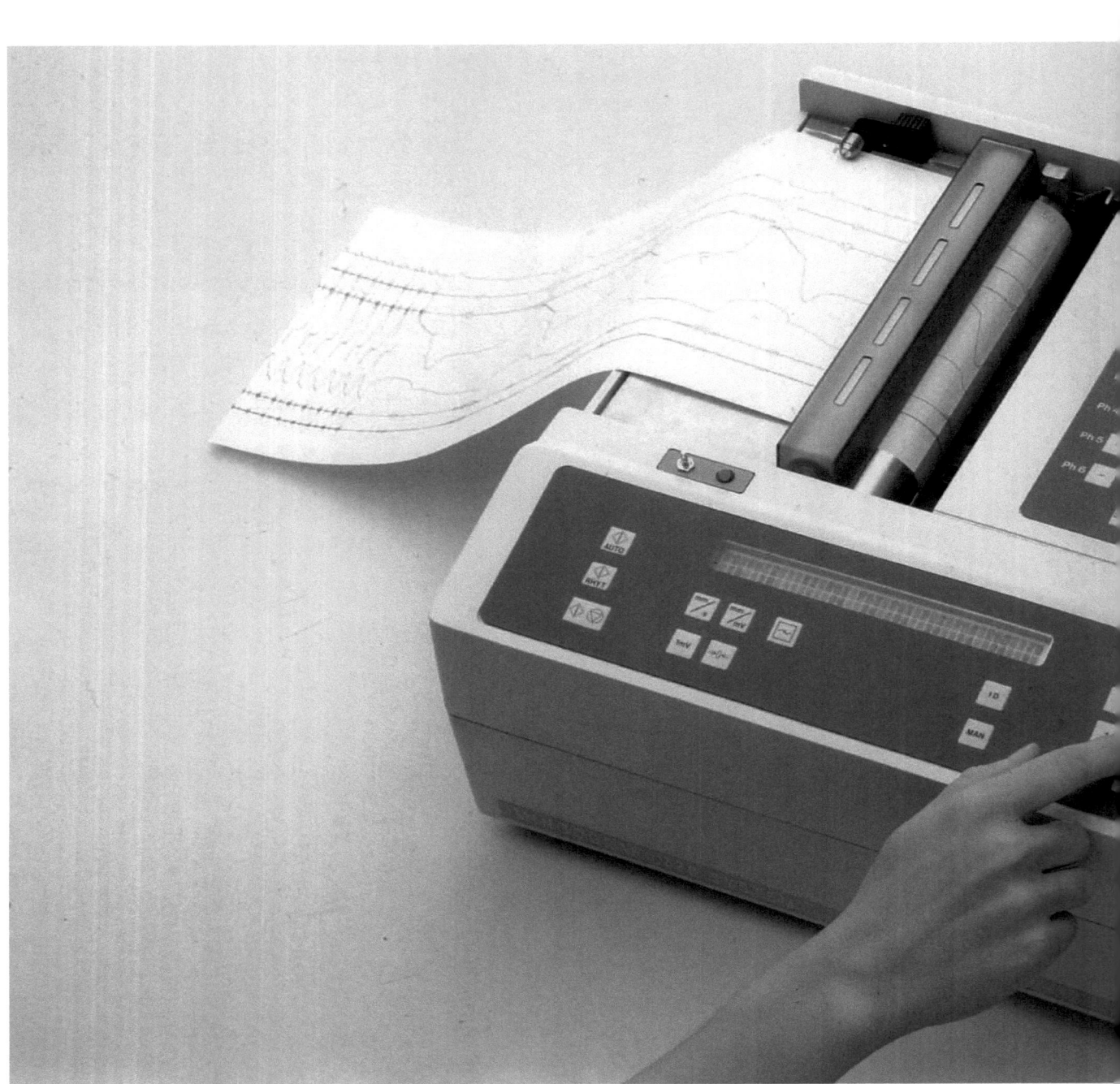

1

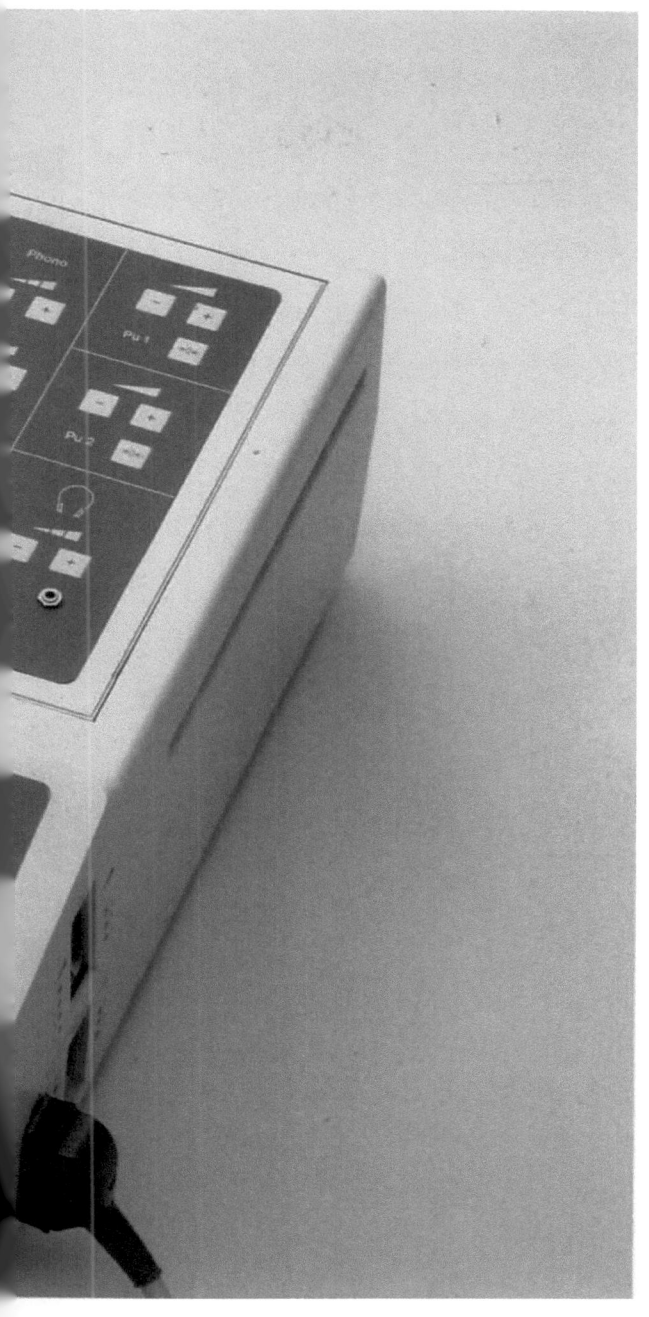

Der Arzt befragt den Patienten durch seine Diagnose-Technik.
Bevor diese richtig antworten kann, muß sie auch richtig eingestellt sein.
Die richtige Organisation des Bedienfeldes hilft, Einstellungsfehlern aus dem Wege zu gehen. Das Flüssigkeitsdisplay zeigt, wo's lang geht.

Draufsicht auf das EKG/Puls/Phono-Gerät.
MINGOGRAF 410
Hersteller: SIEMENS

Nachwort

Dieses Buch ist eigentlich ein Expeditionsbericht. Die Expedition soll einige Jahre dauern und daher könnten im Laufe der Zeit noch weitere Bände dieses Titels erscheinen. Unsere Expedition gilt einem noch ziemlich unerforschten Gebiet, dem Arbeitsterritorium der niedergelassenen Ärzte, genannt Praxis.

Es ist ganz merkwürdig: Patienten sind mitunter erfahrenere Praxiskenner als die Ärzte selbst. Wann hat ein Arzt ja auch schon Gelegenheit, andere Praxen zu besuchen?

Fotoapparat und Tonband waren, wie bei jeder anderen Expedition, wichtige Begleiter, aber nicht die wichtigsten. Die wichtigsten Begleiter unserer Expedition sind die Ärzte selbst. Ihr Interesse, ihre Sympathie und kreative Mitwirkung haben entscheidend zum Gelingen beigetragen. Sie öffneten mir ihre Praxis, aber auch die Augen, um das Wesentliche des Arztdaseins erkennen zu können.

Herzlichen Dank sage ich meinen Gesprächspartnern bei Siemens, weil ihre geistvollen, persönlichen und publizistischen Impulse, die ich seit über zwanzig Jahren empfange, auch zur Entstehung meiner eigenen beruflichen Identität beigetragen haben:

Dr. Dankwart Rost, Dipl.-Ing. Edwin Schricker und Prof. Dr. Georg Nees.

Eine Expedition durchführen zu wollen, das ist die eine Sache, sie überhaupt durchführen zu können, die andere. Und so gilt dem Sponsor, der viel mehr als nur Financier unserer Expedition ist, der größte Dank und Respekt. Sponsor ist ICI-Pharma. Daß es gerade dieses Unternehmen ist, das der Identität der Ärzteschaft besondere Aufmerksamkeit widmet, hat mehrere Gründe. Der erste besteht in einer hierfür förderlichen Konstellation in der Geschäftsleitung.

Herrn Dr. med. H. Kienzl, der für die medizinische Kommunikation des Hauses ICI verantwortlich ist, möchte ich als freundschaftlichen Expeditionsteilnehmer nennen. Mein herzlicher Dank an Dr. Kienzl gilt für seine kritisch-kreativen Impulse und für seinen Mut, dieses von der Idee ungewöhnliche Projekt überhaupt in die Realität überführen zu wollen.

Der Begriff förderliche „Konstellation" ergibt sich erst durch die Ergänzung: Auch der Chef des Hauses, Herr Senator Rudolf Jansche, hat mit viel Interesse und Sympathie zum Zustandekommen unserer Expedition beigetragen.

Ich sagte, es gäbe mehrere Gründe, daß ICI-Pharma der Sponsor sei. Ein ganzes Argumentarium ergibt sich schon aus der Unternehmenskultur des Hauses. Die Aktivität von ICI-Pharma im Bereich „Praxispersonal-Weiterbildung", „Medizinische Kommunikation", „Musica Medicina", „Kunst und Krankheit" liegen ganz auf der Linie, nach welcher auch unsere Expedition vorangeht. Ein kulturhistorisches Argument noch am Rande: ICI-Pharma ist Tochterunternehmen aus britischem Mutterhause. Die CI-Disziplin entstand Ende des 19. Jahrhunderts in England, und noch heute befinden sich die weltweit prominentesten CI-Büros in London. Vielleicht hatte, auf ganz unbewußte Weise, hier eine Beziehung zwischen ICI und CI zu einer glücklichen Absicht geführt.

Nicht zuletzt, wenn auch erst hier, herzlichen Dank an den SPRINGER-VERLAG, für die verlegerische, organisatorische und auch menschlich-sympathische Begleitung unserer Expedition.

Ein Wort noch zu den künftigen Zielen und Teilnehmern.

Sie sind, sehr geehrte Frau Doktor, sehr geehrter Herr Doktor, herzlich eingeladen, an dieser Expedition teilzunehmen. Ich bitte Sie sogar darum! Bitte geben Sie Ihre Hinweise, Ihre kritisch-kreativen Anmerkungen und Anregungen. Und vielleicht wollen Sie auch, daß Ihre Praxis bildhaft in einem der nächsten Bände mit dabei ist.

In diesem Sinne:

Herzlichst
Roman Antonoff

D-6100 Darmstadt
Stiftstr. 3
Mathildenhöhe
Tel. 06151-44804

If you have any concerns about our products,
you can contact us on
ProductSafety@springernature.com

In case Publisher is established outside the EU,
the EU authorized representative is:
Springer Nature Customer Service Center GmbH
Europaplatz 3, 69115 Heidelberg, Germany

Printed by Libri Plureos GmbH
in Hamburg, Germany